Turkish-English medical dictionary

Ramazan Akin

Maria Miller

DEDICATION

To our precious kids.
Wish you were disturbing us while we was writing this book.

CONTENTS

Önsöz/ Foreword   vi

1   Kafa-boyun bölümleri /Head and Neck parts   8

2   Organlar / Organs Body parts   9

3   Azarlar / Limbs   11

4   Ciddi durumlar / Acute conditions   13

5   Kronik Hastalıklar / Chronic diseases   15

6   Kalp-Damar Hastalıkları / Cardiovascular diseases   16

7   Belkemiği hastalıklar / Spine diseases   19

8   Kaslar ve bağlar sağlığı / Muscles and joints health   21

9   Sinir Sistemi / Nervous system   23

10   Üroloji ve Erkek Sağlığı / Urology and Men's health   25

11   Kadın Sağlığı / Women's health   28

12   Çocuk sağlığı/ Child health   35

13   Gözler / Eyes   38

14   Diş sağlığı /Teeth health   40

15   İç ve üst solunum yolları sağlığı /Respiratory tract health   42

16   Mide bağırsak kanal sağlığı/Gastrointestinal tract health   45

17   Deri, saçlar, tırnak sağlığı/Skin, hair and nails health   47

18   Zihinsel sağlık/Mental health   49

TURKISH-ENGLISH MEDICAL DICTIONARY

19 Bulaşıcı hastalıklar, aşılar/Infectious disease & vaccination 52

20 İlaçlar/Medicines 58

21 Vitaminler / Vitamins 64

22 Bitkiler / Herbs 66

23 Doktorlar/Physicians 71

24 Hastane Bölümleri / Hospital departments 74

25 Muayene / Physical assessment 81

26 Tedavi / Therapy 86

27 Tıbbi gereçler/Medikal equipment 89

28 Yaygın belirtiler / Common symptoms 97

29 Hastaneden Çıkış Raporu / Hospital discharge records 107

30 Laboratuvar testleri / Laboratory tests 110

31 Konuşma kılavuzu / Phrasebook 114

32 Faydalı Sözler / Useful words 120

33 Doktor Muayenesi / Visiting a Doctor 127

34 Türkçe-İngilizce Alfabetik sıralama / Turkish-English alphabetical index 146

34 İngilizce-Türkçe Alfabetik sıralama / English-Turkish alphabetical index 206

* Annex: Dünya Sağlık Örgütü(WHO) Temel İlaçlar Listesi-WHO Model List of Essential Medicines 258

FOREWORD

Working as translators for more than 15 years we find that along with obtaining own knowledge we feel that need to share them. This Turkish-English medical dictionary is the essential resource not only for translators but also for tourists, guides, doctors and anyone who wants to learn more Turkish language.

This practical dictionary is made up of more than 5000 popular medical terms. The unique Turkish-English thesaurus includes the most commonly used diagnoses, pathologies, treatment methods, medicines, medical instruments and devices, personal protection materials and medicines.

In this dictionary you will also find more than 300 general phrases that we use visiting the doctor, staying at the hospital or even in our daily life.

We are thankful to everyone who inspired and helped us to complete this work. We hope that this dictionary will be beneficial to a wide audience and to all humanity.

Bless you!

2017 Ramazan Akın /Maria Miller.

1. KAFA VE BOYUN ORGANLARI
HEAD AND NECK PARTS

saçlar	hair
kafa	head
kafatası	skull
tepe	top of the head
alın	forehead
şakak	temple
art kafa	back of the head, occiput
elmacık kemiği	cheek bone
yüz	face
göz	eye
kaş	eyebrow
kirpik	eyelashes
kulak	ear
yanak	cheek
dudak	lip
ağız	mouth
diş eti	gums

dişler	teeth
dil	tongue
gıdık	chin
çene	jaw
bademcik	tonsils
yemek borusu	esophagus
burun	nose
boyun	neck
tiroit kalkanı	thyroid
boğaz	throat
trakea, soluk borusu	trachea
ses telleri	vocal cords

2. ORGANLAR VE VÜCUDUN BÖLÜMLERI
ORGANS AND BODY PARTS

göğüs	chest
meme başı	nipple
kaburga	ribs

göğüs kafesi	breast
koltuk altı	armpit
diyafram	diaphragm
bronşlar	bronchus
ciğerler	lung
kalp	heart
perikart	pericardium
karın	abdomen
mide	stomach
ince bağırsak	small intestines
apandisit	appendix
kalın bağırsak	large intestine
düz bağırsak	rectum
anüs	anus
karaciğer	liver
idrar kesesi	(urinary) bladder
öd kesesi	gall bladder
pankreas	pancreas
böbrek	kidney

apandisit	appendix
dalak	spleen
sırt	back
böğür	waist
omurga	spine
beyin	brain
omurilik	spinal cord

3. AZALAR / LIMBS

omuzlar	shoulder
dirsek	elbow
kol	arm
bilek	wrist
el	hand
avuç içi	palm
el parmakları	finger
büyük parmak	thumb
işaret parmağı	forefinger
orta parmak	middle finger

yüzük parmağı	ring finger
küçük parmak	little finger
ayak parmakları	toe
tırnak	finger nail
kalça	hip
kıç	bottom
uyluk	thigh
diz	knee
ayak	leg
baldır	calf
ayak	ankle
ayak bileği	sole
taban	soles of the feet
ökçe kirişi	Achilles tendon
kemik, iskelet	bone
kemik iliği	bone marrow
kaslar	muscle
oynak, oynar eklem	joint
bağ	ligament

veter, kiriş	tendon

4. CIDDI DURUMLAR
ACUTE CONDITIONS

bayılmak	syncope
beyin inmesi	insult; apoplexy
beyin kanaması	brain hemorrhage
aritmik	Arrhythmia
kardiyopati, kalp hastalığı	heart disease, cardiac disease
miyokard enfarktüsü	myocardial infarction
stenokardi	angina pectoris
yanık	burn
asfiksi, boğulma	asphyxia
kaza	accident
kaza	human injury, fatal accident
travma	injury
kesik	cut

yaralanma	injury, bruise
düşme	fall
kırık	fracture
kan kaybı	heavy bleeding
erken doğum	premature birth, miscarriage
elektrik çarpması	electric shock
donma	cold injury; congelation
düşük ateş	hypothermia
yüksek ateş	fever heat; hyperthermia
güneş çarpması	sunstroke
spazm	spasm, convulsions
epilepsi	epilepsy
baş dönmesi	dizziness
koma	coma
boğulmak	drowning
şok	shock
alerjik reaksiyon	allergic reaction
anafilaktik şok	anaphylactic shock

septisemi	blood infection, sepsis
zehirlenme	poisoning
karın ağrısı	abdominal pain
apandisit	appendicitis
abse	abscess
yabancı madde	alien body

5. KRONIK HASTALIKLAR
CHRONIC DISEASES

immun yetmezliği	decrease in immunity
devamlı nezle(kronik nezle)	continuous cold
vitamini eksikliği, avitanimoz	avitaminosis
yüksek tansiyon	hypertension
düşük tansiyon	hypotension
şeker hastalığı	diabetes
kansızlık	anemia
lösemi	leukemia, anemia
kalp yetmezliği	cardiac insufficiency
yüksek kolesterol	high cholesterol
adenopati	adenopathy

hepatit	hepatitis
karaciğer sirozu	cirrhosis
kanser	cancer
sigara içmek	smoking
sigara bırakmak	give up smoking
uyuşturucu kullanmak	use drugs
uyuşturucu bağımlısı	drug addiction
alkol	alcohol
alkolik	alcoholism
kronik pyelonefrit	chronic pyelonephritis
felç	paralysis
serebral felç	cerebral paralysis
kronik obstrüktif akciğer hastalığı	chronic obstructive pulmonary disease
bronkiyal astım	bronchial asthma
kronik bronşit	chronical bronchitis

6. KALP-DAMAR HASTALIKLAR
CARDIOVASCULAR DISEASES

kan	blood

kılcal damar	blood vessel
atardamar	artery
damar	vein
şahdamarı	jugular vein
kılcal damarlar	capillaries
lenf, akkan	lymph
lenf bezisi	lymph node
ana atardamar	aorta
kalp	a heart
kalp çarpıntı	palpitation
kalp atışı	heartbeat
aritmi, düzensiz kalp atışı	arrhythmia
nabız	pulse
kalp hırıltısı	cardiac murmur
ateroskleroz/damarların tıkanması	atherosclerosis
iskemik kalp hastalığı	ischemic heart disease
miyokard iskemisi	myocardial ischemia
kronik kalp kası iltihabı	chronic myocarditis

miyokardozis, cardiomyopathy	myocardosis; cardiomyopathy
kardiyopati, kalp hastalığı	cardiopathy; heart disease
trombüs	thrombus
tromboz	thrombosis
trombolism	thromboembolism
arteryoskleroz	arteriosclerosis
kanama	exsanguination; loss of blood
akut miyokard infarktüs	acute myocardial infarction
romatizma, yel	rheumatism
angina pektoris, göğüs anjini	stenocardia, angina pectoris
kan dolaşım bozuklukları	blood circulatory disorder
kalp atımının hızlanması, taşikardi	tachycardia, palpitations
bradikardi, düşük nabız	bradycardia, low heart rate
kansızlık, anemi	anemia
varis	varicosity, phlebeurysm
vasküler distoni	vegetative-vascular dystonia

7. BELKEMİĞİ HASTALIKLAR
SPINE DISEASES

belkemiği	spine
sırt	back
omurlar	vertebra
ense	neck
boyun omuriliği	neck bone, cervical vertebra
göğüs kafesi	chest
göğüs omurları	thoracic vertebra
bel	lumbus
bel omurları	lumbar vertebra
kuyruk sokumu kemiği	sacrum, resurrection bone
leğen, havsala	pelvis
kuyruksokumu kemiği, koksiks	coccyx
kemik	bone
leğen kemiği	hip bone
ayak	leg

uyluk, kalça	hip
uyluk kemiği	femur; femoral bone
diz	knee
bacak	cnemis; leg; lower leg
kaval kemiği, incik kemiği	tibia; shin bone
baldır kemiği, kamış kemiği	fibula
ayak	foot
ayak kemikleri	foot bones
topuk	heel
skolyoz, omurga eğriliği	scoliosis, spinal curvature
kas iltihabı, miyozit	myositis
boyun kaslarının iltihabı	trachelomyitis
nevralji, sinir ağrısı	neuralgia
gözün ağrısı	thoracalgia, intercostal neuralgia
siyatik hastalığı; siyatik	sciatic neuralgia; sciatica
belfıtığı	spinal disc herniation
bel ağrısı	back pain / lumbago
radikülit/sinir kökü iltihabı	radiculitis

kemik kırılması	(bone) fracture
osteokondrozis	osteochondrosis
osteoporoz	osteoporosis
apofiz, kemiksel büyüme ya da şişme	apophysis

8. KASLAR VE BAĞLAR SAĞLIK
MUSCLES AND JOINTS HEALTH

kas, adele	muscle
göğüs kafesi kasları	muscle, tendon
kiriş, sinir, tendon	tendon
bağ, bağdoku, kiriş	ligament, arch
eklemler	articulations; joints
omuz eklemleri	shoulder joint
dirsek eklemleri	elbow joint
bilek eklemi	wrist joint; radiocarpal joint
el parmakları	fingers
parmak kemiği	phalanx; knuckle joint
kalça eklemleri	hip joint, coxofemoral joint

diz eklemleri	knee-joint
diz kapağı	patella; kneecap
ayak eklemleri	ankle joint
morluk	bruise, injury
çıtırtı sesi	crepitus, crunch
şişme	swell, be swollen
ödem, edema, su toplanması	oedema, hypostasis
eklem katılaşması, bükülme yitimi	acampsia, ankylosis of jaw
burkmak, burkulmak	wrench; sprain, dislocation
kas incinmesi	muscle pull; muscle sprain
ligament burkulma	desmectasis, ligament sprain
tendonu kopması	tendon tear; tendon rupture
romatizma	rheumatism
eklem iltihabı, artrit	arthritis
poliartrit	polyarthritis
oynak iltihabı	arthroses, osteoarthrosis

gonartroz	gonarthrosis
osteoporoz	osteoporosis
osteoartrit	osteoarthritis; oesteoarthritis
iltihaplı romatizma	rheumatoid arthritis
gut, nikris, damla hastalığı	gout; podagra

9. SINIR SISTEMI HASTALIKLARI
CENTRAL NERVOUS SYSTEM DISEASES

baş dönmesi	dizziness
baş ağrısı	headache
bayılma	syncope
bayılmak	lose consciousness
yorgunluk	rapid fatigability
güçsüzlük	weakness
yorgunluk, bitkinlik	fatigue
uykusuzluk	insomnia, sleeplessness
migren	migraine
sinir sistemi	nervous system
fasiyal sinir	facial nerve

bell palsisi	bell's palsy
yüz felci, prosopalgia	facial droop
vagus,	nervus vagus;
onuncu kafa siniri	tenth cranial nerve
siyatik, siyatik siniri	sciatic nerve; nervus ischiadicus
damar büzülmesi	vasoconstriction
serebrovasküler hastalık	cerebrovascular disease
yüksek tansiyon, hipertansiyon	hypertension
düşük tansiyon, hipotansiyon	hypotension
felç, beyin kanaması	blood-stroke, apoplexy
felç, felçli olmak	paralysis
disfazi, konuşma ve idrak bozukluğu	dysphasia
multipl skleroz	multiple sclerosis
serebral palsi, beyin felci	cerebral palsy
menenjit	meningitis
ansefalit	encephalitis
koma	coma

vasküler distoni	vegetative-vascular dystonia

10. ÜROLOJI VE ERKEK SAĞLIĞI
UROLOGY AND MALE HEALTH

üroloji	urology
böbrek	kidney
sağ böbrek	right kidney
sol böbrek	left kidney
idrar yolu	ureter
idrar kesesi	(urinary) bladder
idrar yolu, üretra	urethra
böbrek üstü bezi	suprarenal capsule, adrenal
idrar tahlili	urine test
idrar çıkarma	urination
kanlı idrar	blood in urine, hematuria
hematüri	hematuria
işeme yanığı	burning with urination
sık işemek	frequent urination

nadir işeme	rare urination
poliüri, idrar çokluğu	excessive urination
idrar azalması	hypouresis, scanty urination
oligüri	oliguria, poor urination
idrar gecikmesi	uroschesis, urine retention
idrara çıkartamama, anüri	anuria, urine retention
idrar tutamama	urine incontinence
enurezi, idrar tutamama	enuresis, urinary incontinence
idrar kesesi iltihabı	blennocystitis
sistit, mesane iltihabı	cystitis
idrar yolu enfeksiyonu	urinary tract infections
iltihabı	urethritis
böbreküstü bezi hastalığı, adrenopati	adrenal dysfunction; adrenopathy
mesane taşı	bladder stone
böbrek taşı	kidney stone, renal calculus
ürolitiyazis,	urolithiasis,
idrar taşı hastalığı	kidney stone disease

piyelonefrit, böbrek ve renal pelvislerin iltihabı	acute pyelonephritis
böbrek yetmezilği	renal disease, nephratonia
nefroptoz	nephroptosis
böbrek düşüklüğü	movable kidney
mesane kanseri	bladder cancer
prostat, kestanecik	prostate
prostat salgısı	prostatic fluid
erkek cinsel organı	penis
testis, husye torbası, skrotum	scrotum
erbezi, testis	testis
germ hücreleri	germ cell
spermatozoit,	sperm,
erkek dölleme hücresi	spermatozoa
epididim iltihabı	epididymitis, inflammation of the epididymis
testis iltihabı, orşit	orchitis
prostat-özgül antijen	psa prostate specific antigen
prostatit, kestanecik iltihabı	prostatitis

adenom, lenf bezlerinin şişmesi	adenoma
prostat adenoma	prostatic adenoma
prostat kanseri	prostate cancer
ereksiyon, dikilme, intaz	erection
erkeğin cinsel iktidar azalması	low sexual vigor
sertleşme bozukluğu, penisin ereksiyon kusuru	erectile dysfunction (ED)
empotens, cinsel güçsüzlük	sexual impotence
sünnet	male circumcision

11. KADIN SAĞLIĞI
WOMEN'S HEALTH

nisaiye, jinekoloji	gynecology
jinekoloji muayenesi	pelvic examination
kontrol	exam/check-up
üreme sistemi	reproductive system
yumurtalık, over, ovarium	ovary
yumurtacık	ovule

döl yolu, vajen	vagina
rahim	uterus/womb
fallop borusu	fallopian tube
ültrason	ultrasound
transvajinal ültrason	transvaginal ultrasonography
dopler	doppler
lökore, beyaz akıntı	leucorrhoea
yayma, froti	smear
rahim kanseri teşhis testi	PAP smear, Papanicolaou test
vajinal akıntı	vaginal discharge
vajinal mantar	candidosis, vaginal thrush
candidiasis	thrush, candidiasis
kan lekesi	spotting
epiploit, vulva iltihabı	epiploitis; vulvitis
jenital iltihap	genital herpes
yumurtalık fonksiyon bozukluğu	ovarian dysfunction
yumurtalık kist	ovarian cyst
yumurtalık kanseri	ovarian cancer

sineşi	synechia
adneksit	adnexitis
metroraji, uterus kanamaları	menorrhagia, uterine hemorrhage
rahim içi enfeksiyon	intrauterine infection
endometriyal polip	endometrial polyp
endometriyoz	endometriosis
serviks erozyon	cervical erosion
rahim ağzı kanseri	cervical cancer; cervix carcinoma
rahim uru, miyom	uterine myoma, uterine leiomyoma
rahim düşmesi, uterusun sarkması, metroptoz	metroptosis, uterine prolapse
kegel alıştırmaları	kegel exercises
ebelik	midwifery; obstetrics
adet	menstruation, period
adet döngüsü	menstrual cycle; menstruation
adet sancısı	menstrual cramps

adet düzensizlik	menstrual disorder
bol ve sık adet görme	heavy periods, hypermenorrhea
adet kanaması azlığı	hypomenorrhea
adet müddetinin uzaması	menostaxis
adet gecikmesi	delay of menstruation, menoschesis
dismenore, ağrılı adet	dysmenorrhea, painful menstruation
aile planlaması	natural family planning
yumurtlamak, ovülasyon	ovulation
hamilelik	pregnancy
hamile olmak	get pregnant
gebelik testi	home pregnancy test
insan koryonik gonadotropini	human chorionic gonadotropin (HCG)
esas vücut sıcaklığı	basal body temperature
ektopik gebelik, dış gebelik	tubal pregnancy, extrauterine gestation
yalancı gebelik	false pregnancy
tekli gebelik	single pregnancy

ikiz gebelik	twin pregnancy
üçüz	triplets
toksikoz	gestational toxicosis
sabah bulantısı	morning sickness
erken doğum, düşük	premature labour, early delivery, miscarriage
bebeğin hareketleri	movement (of baby)
istemli abortus, kürtaj	artificial abortion, abort
düşük yapmak, kürtaj yapmak	abort; have an abortion
kısırlık	sterility
habitüel abortus, düşük alışkanlığı	habitual abortion
embriyo	embryo (0 – 7 weeks)
dölüt	fetus
transvers ve oblik pozisyon	transverse lie
amniyotik sıvı	water; amniotic fluid
suyun gelmesi	break amniotic water (naturally)
rahmin delinmesi	break amniotic water (by doctor)

dölyatağı	placenta
plasenta previa	placenta praevia/placental presentation
plasenta ve membranların geride kalmış kısımları	mazischesis; retained placenta
yırtık (vajinal)	rip/tear (vagina split)
epizyotomi	episiotomy
basur/hemoroit	hemorrhoids
gerilme izleri	stretch marks
doğum yapılacak tarih	due date
doğum önce sancısı	contractions (labor pains)
kasın kasılması testi	contraction stress test (cst)
biparyetal kafa boyutu (cenin)	bpd (biparietal diameter)
alıştırma sancısı	premature labour
doğum sancısı	labour pains
ıkınmak	push
normal doğum	normal delivery
sezaryen ameliyatı	caesarian section
epidural analjezi	epidural pain relief

hastaneden çıkış	discharge (from a hospital)
doğum sonrası	postpartum
doğum sonrası depresyonu	postpartum depression
damarlar	veins
variköz venler	varicose veins
menopoz	menopause
düşük tehlikesi	threatened miscarriage
acil doğum kontrol hapı	emergency contraception
oral kontraseptif	oral contraceptive
spiral, rahim içi araç	intrauterine device
tüp ligasyonu, tüplerin bağlanması	tubal ligation
göğüs, süt bezleri	breast, lacteal gland
areola	areola
meme başı	nipple
gögüş radyografisi, mamografi	mammography
emzirmek	breastfeed

anne sütü	breast milk
kolostrum	colostrum
göğüş pompası	breast pump
(süt) sağımak	pumping (breast milk)
süt tıkanıklık	plugged milk duct, engorgement
sütün durgunluğu, lactostasis	engorgement (of breasts)
süt bezi kisti	galactoma, breast cyst
mastopati, göğüs hastalığı veya ağrısı	mastopathy; mastosis
mastit, meme iltihabı	mastitis; breast inflammation
akut meme yangısı	acute mastitis
meme kanseri, göğüs kanseri	breast cancer

12. ÇOCUK SAĞLIĞI
CHILD HEALTH

yenidoğan	neonatal
neonatolog	neonatologist
ağırlık, kilo	weight

süt karışımı	formula milk
emzirmek	breastfeeding
kolostrum	colostrum, foremilk
ilkdışki, mekonium	meconium
büyüme grafiği	growth charts
apgar skoru	apgar score
ani bebek ölüm, beşik ölümü	SIDS (sudden infant death syndrome)
doğum travması	birth trauma, birth injury
ilkel refleksi	primitive reflexes
bebek	baby/infant
emzirilen bebek, süt çocuğu	breastfed child
erkek çocuk	boy
kız çocuk	girl
karın ağrısı, kolik	colica, stomach cramp
gastroenterit, mide ve bağırsakların iltihabı	gastroenteritis
yenidoğan bebek sarılığı	new born jaundice, icterus neonatorum
su çiçeği	chickenpox

kızamık	measles
kabakulak	parotitis
kızamıkçık	epidemic roseola
difteri, kuşpalazı	diphtheria; syriac ulcer
tetanos, kazıklıhumma	tetanus,vorum
boğmaca	pertussis; hundred-day cough
hemofilus influenza tip b	haemophilus influenzae type b
haemophilus influenzae	haemophilus influenzae
çocuk felci	infantile cerebral paralysis
dizanteri, kanlı basur	dysentery
ishal	diarrhea, alvine flux
mide bulantısı, kusma	nausea, vomiting
rotavirüs	rotavirus
diyatez	diathesis
raşitizm	rickets; rachitis
kronik bronşit	chronic bronchitis

13. GÖZ SAĞLIĞI
EYE'S HEALTH

göz	eye
sağ/sol göz	right/left eye
görme	sense of vision
göz kapağı/blefaron	eyelid/blepharon
üst göz kapağı/alt göz kapağı	upper eyelid/lower eyelid
göz bebeği	pupil (of eye)
göz yuvarlağı/göz küresi	eye ball/ eyebulb
göz merceği	crystalline humor; lens
gözden iris	iris (of an eye)
gözyaşı bezi	glandula lacrimalis,lacrimal gland; tear gland
görme siniri	optic nerve /visual nerve
gözlük	glasses
göz ağrısı	smarting eyes, eye pain
göz bulanıklığı	see things in a blur
görme bozukluğu	blurring, visual impairment

göz nezlesi, konjonktivit	conjunctivitis
retina dekolmani	retinal detachment, retinal separation
katarak	cataract, leukoma; walleye
glokoma	glaucoma; green cataract
körlük	ablepsia; blindness
renk körlüğü	acritochromacy, colour-blindness
göz lekesi, göz bebeği üzerinde beyaz leke	corneal clouding, aglia, leukomata
yakıngörmezlik, hipermetropi	farsightedness; hypermetropia
miyop, uzağı iyi görememe	nearsightedness, myopia
astigmatizm	astigmatism
şaşılık	heterotropy, squinting; cross-eye
trahom	trachoma; contagious granular conjunctivitis;
kornea iltihabı, keratit	keratitis, corneitis
optik atrofi	optic atrophy

14. DIŞ SAĞLIĞI
TEETH HEALTH

süt dişleri	deciduous tooth, milk tooth,baby tooth
kalıcı dişler	permanent tooth/adult tooth
ön dişler	incisor
köpekdişi	canine tooth
azı dişi	molar tooth
diş kökü	root of tooth
akıl dişi	wisdom tooth
diş çekimi	to extract a tooth
diş ağrısı	tooth pain
diş dolgusu	to fill a tooth (cavity)
diş dolgu malzemesi	filling material
anestezi, narkoz	anesthesia, pain relief
takma diş, protez diş	dental prosthesis; false tooth
diş protezi	put in a false tooth; crown a tooth
diş takmak	drill

TURKISH-ENGLISH MEDICAL DICTIONARY

köprü	dental crown
köprü yaptırmak	place a crown
diş teli	orthodontic braces
diş implantasyonu	dental implantation
diş minesi	tooth enamel
mine erozyonu	dental enamel erosion
diş beyazlatma	teeth whitening
diş eti	gums
diş eti kanaması	gum bleeding
diş taşı	dental plaque / tartar
aftöz ülser, ağız ülseri, stomatit	stomatitis, canker sore
pamukçuk, aftöz stomatit	thrush; mycotic stomatitis
diş çürümesi, yenirce	caries, tooth decay
aklüzyon	abocclusion, aclusion
periyodontit, dişeti iltihabı	periodontitis (gum disorder)
dişetinin iltihabı	pericoronitis
periodontal abse	periodontal abscess, lateral abscess

dişeti apsesi	gum-boil, dental periostitis
gamların iltihabı, jinjivit	gingivitis, ulitis
epulis, dişetinin lifli tümörü	epulis; gingival tumor

15. İÇ VE ÜST SOLUNUM YOLLARI SAĞLIĞI /RESPIRATORY TRACT HEALTH

nezle	cold, running nose
sinüzit	sinusitis
soğuk algınlığı	cold/to catch cold
üstçene sinüsünün iltihabı	highmoritis, maxillary sinusitis
alın sinüslerinin iltihabı	frontal sinusitis, prosopantritis
epistaksis, burun kanaması	nosebleed, epistaxis
çıban	furuncle of nose
nazal septum deviasyonu	crooked septum, deviated septum
kronik nezle	chronic rhinitis
rinit, alerjik nezlesi	allergic rhinitis
saman nezlesi	pollen allergy

boğaz ağrısı	sore throat
lenf bezleri	adenoids
lenf bezi büyümesi	adenoidal hypertrophy
lenf bezlerinin iltihabı, adenit	adenositis; adenitis
larenjit, gırtlak iltihabı	laryngitis
tonsilit, bademcik iltihabı	tonsillitis
farenjit, yutak iltihabı	pharyngitis
anjin, boğaz iltihabı, boğak	quinsy, angina
astım, nefes darlığı	asthma; reactive airway disease
grip , salgın nezle, enflüanza	flu, influenza
üst solunum yolu enfeksiyonu	upper respiratory tract infection
öksürük	cough
kuru öksürük,	dry cough,
balgamsız öksürük	non-productive cough
balgam üreten öksürük	wet cough, productive cough
trakeit, soluk borusu iltihab	tracheitis

bronşit	bronchitis
pnömoni, zatüre	pneumonitis, lung fever
anfizem, ciğerlerde hava kalması	emphysema, emphesyma
bronşların spazm	bronchospasm
gırtlak spazmı	throat closing, laryngospasm
kalkanbezi, tiroit bezi	thyroid gland
hipertiroidzm, tiroit bezlerinin aşırı çalışması durumu	hyperthyroidism
hipotiroidizm, tiroid bezinin düşük seviyede çalışması	hypothyroidism
tiroid bezinin ameliyatla çıkarılması, tiroidektomi	thyroidectomy
hormonlar	hormones
hiper tiroid hastalığı	graves' disease; exophthalmic goiter

16. MIDE BAĞIRSAK KANAL SAĞLIĞI
GASTROINTESTINAL TRACT HEALTH

mide ekşimesi	heartburn
reflü	ger, reflux
geğirti	burp
mide bulantısı	nausea
kusma	vomiting
ishal	diarrhea, diarrhea
kabız	constipation
dışkıda kan	blood stool
şişmanlık	obesity
şeker hastalığı	diabetes
insulin	insulin
gastrit	gastritis
mide iltihabı, gastroenterit	gastroenteritis
kronik gastrit	chronic gastritis
inflamatuvar barsak hastalığı	ınflammatory bowel disease
hazımsızlık, indijesyon	indigestion
kolit, kolonun tahrişi	colitis

mide ülseri	gastric ulcer
karın sıskası, karna su dolması	ascites, abdominal dropsy
bağırsak tıkanması	ıntestinal obstruction
bağırsak kisti	enterocyst, intestinal cyst
tiksindirici bağırsak sendromu	ırritable bowel syndrome
oniki parmak barsağı ülser	duodenal ulcer
kalın bağırsak kanseri	colorectal cancer (crc)
rektum kanseri	rectal cancer, rectal carcinoma
hemoroid, basur	hemorrhoids
kasık fıtığı	inguinal hernia
apandisit	appendicitis
hepatit , karaciğer iltihap	hepatitis
karaciğer kanseri	hepatic cancer, liver cancer
karaciğer büyümesi, hepatomegali	hepatomegalia
kolesistit, safra kesesi iltahabı	cholecystitis
safra taşı oluşumu, kolelityaz	cholelithiasis
safrakesesi taşı	gallstones

safrakesesi alınması	gallbladder removal
biliyer diskinezi, safra kesesinin kolik	biliary dyskinesia
pankreas	pancreas
pankreas iltihabıdır	pancreatitis
pankreas iltihabı	ınflammation of the pancreas/pancreatitis
dalak	spleen
dalak kisti	cysts in the spleen
dalak yırtılması	lacerated spleen, ruptured spleen

17. DERI, SAÇLAR, TIRNAK SAĞLIĞI
SKIN, HAIR AND NAILS HEALTH

deri, cilt	skin
alerji	allergy
ekzema	eczema
ürtiker, kurdeşen	urticaria
dermatit, deri /cilt iltihabı	dermatitis
sivilce	acne

sivilce	acne, pimple
furonküloz	furunculosis
selülit	cellulitis / orange peel
yağ dokusu tümörü, lipom	lipoma
siğil, yumru	wart, verruca
ben	mole, birthmark
doğum lekesi	birthmark
pişik	diaper rush, chafing
deri yangısı	intertrigo
sedef hastalığı	psoriasis
trikofitoz, kuru kel, mantar hastalığı	trichophytosis, ringworm
kaşıntı	scabies
mantar	fungus
onikomikoz, tırnakların mantarlı enfeksiyonu	onychomycosis, nail fungus
kandidiaz, pamukçuk	yeast infection, candidiasis, thrush
keratoma, keratoz	keratoma; keratosis
nevüs, hemanjiyom	spider nevus, stellar

	nevus
uçuk	herpes labialis/ labial herpes
jenital iltihap	genital herpes
lökoderma, beyaz lekeler	vitiligo, leukoderma
skuamöz hücreli karsinom	squamous cell carcinoma
melanom	melanoma
akşınlık, abraşlık, albinizm	albinism
saçlar	head hair
vücut kılları	body hair
kepek	dandruff
kellik/saç dökülmesi	baldness/alopecia

18. ZIHINSEL SAĞLIK
MENTAL HEALTH

stres	stress
ruhsal bozukluk	psychological disorder
ruhsal travma	psychic trauma
zihinsel hastalık	mental illness

baş ağrısı	headache
migren	migraine
uykusuzluk, ensomni	ınsomnia
uyuşukluk	drowsiness, sleepyhead
apati, duyumsamazlık	apathy
depresyon	depression
sinirlilik, asabiyet, nervozite	nervousness, hyperexcitability
duygusal istikrarsızlık	emotional instability, mood swings
öfke nöbeti, sınır krizi	temper tantrum
bipolar bozukluk	bipolar disorder
kaygı bozukluğu	anxiety, anxiety disorder
panik atak	panic attack
sinirli olmak	be nervous
nevroz, sinir bozukluğu	neurosis
isteri, peri hastalığı	hysteria
fobi, korku	phobia
şizofreni	schizophrenia
psikoz, ruhsal denge	psychosis, mental

bozukluğu	disorder
nörodermatit	neurodermatitis
epilepsi	epilepsy
akıl zayıflığı, zeka geriliği; aptallık, idyosi	idiocy, imbecility
bunaklık, demans	dementia
yaşlılık bunaması	senile dementia
alzaymer	alzheimer's disease
amnezi, hafıza kaybı	amnesia
bağımlılık	addiction
alkolizm, alkol alışkanlığı	alcoholism
kumar bağımlılığı	gambling addiction
kişilik bozukluğu	personality disorder
hallüsinasyon	hallucination
anoreksi, iştahsızlık	anorexia
bulimia, doymama hastalığı	bulimia
hipokondri	hypochondria

19. BULAŞICI HASTALIKLAR VE AŞILAR
INFECTIOUS DISEASE & VACCINATION

septik şok	septic shock
antikorlar	antibody
kuduz, hidrofob	hydrophobia, canine madness
virüs	virus
hiv virusu (İnsan immün yetmezlik virüsü)	HIV human immunodeficiency virus
AIDS	AIDS Acquired immune deficiency syndrome
TORCH hastalıkları	TORCH complex
Ebola virüs hastalığı	Ebola haemorrhagic fever
sarı humma	amarillic typhus, yellow fever
herpes	agria, herpes
herpes zoster hastalığı, zona hastalığı	herpes zoster, zona
cüzam, miskin hastalığı, lepra	leprosy
klamidya enfeksiyonu	chlamydial infection
toksoplazmoz	toxoplasmosis
belsoğukluğu	gonorrhea

frengi, sifilis	syphilis
zührevi hastalıklar	STD, sexually transmitted diseases
malta humması, bruselloz	Brucellosis, Malta fever
botulism, gıda zehirlenme	botulism; allantiasis; midland disease
tifo, karahumma	enteric, typhoid fever
dizenteri, ishal	dysentery; diarrhoea
kolera	cholera
solucanlanma, kurt hastalığı	verminosis; helminthiasis; invermination; worm disease
bağırsak kurdu, şerit, tenya	tapeworm
kılkurdu, askarit	pinworm; seat worm
enterobiyazis	enterobiasis; oxyuria
bit	Head lice, lice infestation; pediculosis
malarya, sıtma	malaria, vernal fever
grip, nezle	influenza
grip, epidemik grip	influenza, grip
aşı	vaccine

çocuk felci	infantile paralysis, poliomyelitis
kızamık	measles, epidemic roseola
kabakulak	branks, parotitis
kızamık	German measles, roseola
difteri	diphtheria
tetanos	tetanus, catalepsy
boğmaca	pertussis, hundred-day cough
Hib, hemofilus influenza tıp b	haemophilus influenzae type b
meningokok, meningokoksik menenjit	meningococcus
hepatit (A, B, C)	Hepatitis (Type A, Type B, Type C)
salgın tifüs, lekelihumma	epidemic typhus
antraks, şarbon hastalığı	anthrax
kuş gribi	human avian influenza; human bird flu
su çiçeği	chicken pox
tüberküloz, verem, ince hastalık	tuberculosis

pnömokok	pneumococcus
immünoglobulin	immunoglobulin
Metisilin Dirençli Staphylococcus aureus (MRSA)	MRSA, Hospital Bug, methicillin-resistant Staphylococcus aureus
Vankomisin dirençli enterokoklar (VRE)	Vancomycin Resistant Enterococcus
Norvalk virüsü	Norwalk virus
mide ve bağırsak iltihabı (grip,İnfluenza)	Spencer's disease; intestinal influenza, Epidemic Vomiting Sickness
Batı Nil virüsü	West Nile virus
atipik zatürree	atypical pneumonia
grip salgını	Flu epidemy
aşı	vaccine, shot
vaksinasyon, aşı yapma	Vaccination
deneme aşısı	trial vaccine
anatoksin	toxoid, antitoxin
insan papilloma virüs aşısı	HPV vaccine, Human Papilloma Virus
Haemophilus influenzae	Haemophilus influenzae

aşısı	vaccine
difteriye karşı aşısı	antidiphtheric serum
difteri aşısı	DT, tetanus and diphtheria vaccine
difteri, tetanoz aşısı (DTa)	diphtheria tetanus vaccine
DPTa, difteri, tetanoz toksoidleri ve aselüler boğmaca aşısı	diphteria and tetanus toxoids and pertussis vaccine
DPTa, difteri, tetanoz toksoidleri ve aselüler boğmaca aşısı	DPT vaccine
pentavalan human-bovine reassortant rotavirus aşısı	pentavalent vaccine
çiçek hastalık karşı aşısı	variolovaccine
çiçek aşısı	bovine vaccine, smallpox vaccine; calf-lymph vaccine
hepatit A aşısı	hepatitis A vaccine
hepatit A attenüe canlı aşısı	live attenuated hepatitis A vaccine
hepatit B aşısı	hepatitis B vaccine
tüberküloz aşısı	brucellosis vaccine

Japon ensefalitisi canlı aşısı	Japanese encephalitis live vaccine
rotavirus aşısı	rotavirus gastroenteritis vaccine
(DTaP5-IPV-Hib-HepB)aşısı	hexavalent vaccine
heksavaksen, (DTaP-Hib-IPV-HepB)	hexavaccine
virülansı azaltılmış canlı vaccine	live attenuated vaccine
Bacillus Calmette-Guérin (BCG), verem aşısı	BCG vaccine, anti-tuberculosis bacillus vaccine
oral polio virüsü aşısı	oral polio vaccine, live oral vaccine
kızıl aşısı/ AGS aşısı	scarlatinal combined vaccine
AGS multivalan aşısı (Streptokok karşı)	streptococcic multivalent vaccine
kuduz aşısı	rabies vaccine
grip aşısı	influenza vaccine
saponin aşısı	saponin vaccine
N.meningitidis aşısı	meningococcal vaccine, cerebrospinal meningitis vaccine

ansefalit aşısı	Japanese encephalitis vaccine
tifüs, karahumma aşısı	typhus vaccine
rahim ağzı kanserini aşısı/ HPV	cervical cancer vaccine

20. İLAÇLAR
MEDICINES

batı ilaçları	western drugs
bitkisel ilaçlar	herbal medicinal product
reçete	prescription
reçete/formül	medical prescription, recipe, formula
jenerik ismi	generic name
marka adı	brand name
ilaç adı	drug name
ilacın tek belirleyici	Unique drug identifying code NDC
ilaçın içerik maddesi belirleyici	Unique Ingredient Identifier, (UNII)
dozaj formu	dosage form
standart, norm, şartname	standard, norm, specification

tedavi başına verilen doz	dose prescribed per treatment
belirli miktar	quantity prescribed
reçete tarihi	date prescribed
yıl /üretim tarihi	year/year of manufacture
ay/üretim ayı	month/month of manufacture
preoral, preoral	by mouth per oral (PO)
intravenöz	V = intravenous,
lokal	TOP =topical
doz	dose
tablet	pill or tablet
kapsüller	capsules
kabarcık	blister pack
supozituar	suppository
toz	powder
enjeksiyon	injection
damla	drops
tıbbi tentürleri	medical liquor

krem	cream
losyon	medicine in liquid form
losyon	lotion, bottled medicine
şurup	syrup
yağ	oil
jel	gel
merhem	ointment, balm
belsem, pelesenk	balsam / face cream
elastik bant	rubber band
bandaj, bağ	bandage
yara bandı	plaster
tıbbi bakım teçhizatı	medicine box
pamuk	gossypium, cotton
bant	fascia, bandage
yapışkan bant	plaster; patch; finger tape
elastik bant	elastic bandage; elastoplast
sargı bezi	tourniquet, garrot
buz kesesi	instant cold pack
galoş	surgical boots, boot covers

ateş ölçer	thermometer
tonometre	tonometer, blood pressure meter
parasetamol	paracetamol
ibuprofen	ibuprofen
drotaverin	drotaverine
iyot, tentürdiyot	iodine
parlak yeşil, zelenka	brilliant green, green antiseptic
klorheksidin	chlorhexidine
hidrojen peroksit çözeltisi	hydrogen peroxide solution
pantenol	panthenol
suprastin	suprastin
prednizolon	prednisolone
analgin	analgin
kediotu (tentür)	valerian tincture
aktif karbon	activated carbon
smekta,bulantı karışımı	dioctahedral smectite
antipirin, analgezin	analgesine, antipyrin

amonyak	ammonia
amonyum hidroksit	ammonium hydroxide
pirasetam	nootropil, piracetam
pankreatin/sindirici ilaç	pancreatine
laktuloz	lactulose
nitrogliserin	nitroglycerin
kapoten	capoten
valokordin	valocordin
yanık kremi	burn cream
yanık nemlendirici merhem	moisturizing ointment for burns
antiviral/virüs-önler	antiviral
antibiyotikler	antibiotic
anti-inflamatuar ilaç	anti-inflammatory medicine
steroid	steroid
NSAID, steroid olmayan anti-inflamatuar ilaç	nonsteroidal anti-inflammatory drug
sedatif ilaç	sedative drug
antiasit	antacid

antitoksidan	antioxigen
antianjinal	antianginal
panzehir	antidote
hipotansif madde	antihypertensive drug
idrardaki artış	diuresis
bronkodilatatör	bronchodilator
antihistaminik	antihistamine
antiseptik	antiseptic
antidepresan	antidepressant
antikolesterol ilaç	lipid lowering drugs, anticholesterol drug
antelmintik	anti-worm drug, anthelmintic
oral kontraseptif	oral contraceptive
prezervatif	condom
uyutucu ilaç	soporific
mantara karşı	fungicidal
göz damlası	eye drops
ağız çalkalama ilacı	mouthrinse

diş ipi	dental floss
bifidobakteriyum	bifidobacterium
adet ağrısı kesici	menstrual pain-killers
vajinal tampon	curative vaginal tampon

21. VITAMINLER
VITAMINS

vitamin	vitamin
vitamin A	retinol, vitamin A
vitamin B	vitamin B
vitamin B1	thiamine, vitamin B1
vitamin B2	riboflavin, vitamin B2
vitamin B6	pyridoxine, vitamin B6
vitamin B	vitamin B complex
vitamin B12	vitamin B12
sülfat demir	ferrous sulfate
vitamin C	ascorbic acid, vitamin C
kalsiyum glükonat	calcium gluconate (D)
vitamin AD	vitamin AD

TURKISH-ENGLISH MEDICAL DICTIONARY

kalsiyum D3	calcium D3
kalsiyum glükonat	calcium gluconate
vitamin E	vitamin E
demir kompleksi	iron dextran, dextriferron
iyot	iodine
sodyum florür	sodium fluoride
çinko	zinc gluconate
folik asit	folic acid
multivitamin	multivitamin
yağda eriyen vitaminler	fat-soluble vitamins
suda çözünen vitaminler	water-soluble vitamins
aminoasit 18AA	compound amino acid 18AA
kobamamid	cobamamide
kalsiyum	calcium
iğçik	fibre
demir	ferrum
karbonhidrat	carbohydrate
protein	protein

yağlar	fat emulsion
vitalipid	vitalipid
aminoasitler	amino acid
kuru maya	dried yeast
avitaminoz	hypovitaminosis
hipervitaminoz	hypervitaminosis
D vitamini eksikliği	vitamin D deficiency

22. BITKILER
HERBS

kaynatmak	boil
bitki çayı yapmak	to make herbal tea
çim, bitki, ot	herb/plant
kök	root
yaprak	leaf
çiçek	flower; blossoms
ağaç kabuğu	bark
meyve	fruit
tohum	seed
dal	stem

kamış	rattan, cane; creeper plant
yıldız anason	badiane; star anise
kroton	chinese castor-oil plant, croton
kediotu	valeriana; setwell
sarı papatya	chamomile
chiba achillea	milfoil; nose-bleed
sinameki	senna leaf (folium sennae)
kimyon	carum
şakayık, beyaz şakayık kökü	white peony
melekotu	angelica root
tarçın	cinnamon
kırlangıçotu	celandine
kekik	thyme; brotherwort
acırga/ yabanturpu	horseradish
adaçayı	salvia
afyon	opium
ağar	agar-agar

akasya, keçiboynuzu	acacia
sarısabır/aloe	aloe vera
fesleğen, bazilik	basil
herdem taze çiçeği	immortelle /chrysanthemum
amberbaris, kadın tuzluğu/sarıçalı	barberry; berberis
benç/belladonna	henbane
avratotu, beladon	belladonna; deadly nightshade
bergamot ağacı	bergamot
öksürükotu	tussilago
yabani gül/kuşburnu	briar/wild rose
ak ağaçı/huş ağacı	betula/white birch
kuşkonmaz	asparagus root
odunsu	costus root
meyankökü	liquorice, licorice root
kuşkonmaz	common asparagus
ravent	rhubarb
zerdeçal	curcuma
pamuk atı	male fern rhizome

çay	tea
çay ağacı	tea tree, camellia sinensis
pelinotu	argy wormwood leaf
çingülü yaprakları/amberçiçeği	coffon rose, hibiscus leaf
manolya	magnolia
dişbudak ağaç kabuğu	ash bark
mantar ağacı kabuğu	amur cork-tree bark
geyik otu kabuğu	shaggy-fruited dittany bark
çam poleni	pine pollen
hanımeli / lonicera	honeysuckle flower
kasımpatı/krizantem	chrysanthemum flower
şerbetçiotu	hops
inula	inula flower
safran	saffron
sukamışı polen	cattail pollen; pollen typhae
kenevir tohumu	hemp seed
banotu	henbane seed
cassia	cassia seed

vaccaria	cowherb seed
ceviz	walnut seed
şeftali çekirdeği	peach seed
nar	pomegranate
taze fasulye	fermented soybean
plantago	plantain seed
dalbergia	rosewood, dalbergia wood
sandal ağacı	sandalwood
sarmaşık	japanese creeper stem
ökseotu	colored mistletoe herb
şevketotu/kengel	common cephalanoplos/ thistle
verbena	european verbena
köpek üzümü	black nightshade
kasıkotu	hairyvein agrimony
moğol dağ kekiği	mongolian thyme
aspir	safflower
kamfor	camphor
mentol	menthol

nane	mint
keten tohumu	linseed

23. DOKTORLAR
PHYSICIANS

doktor	physician
doktor	doctor
baş hekim	head of department / medical director
profesör	professor
tıp profesörü	professor (of medicine)
danışman hekim	consultant, referring physician
sorumlu hekim	doctor-in-charge
asistan	assistant
pratiker	practician
pratiker doktor	medical apprentice
intörn	intern
hemşire	nurse
baş hemşire	nurse, head/charge

terapist	internal medicine
kulak burun boğaz doktoru	ent specialist
göz doktoru	ophthalmologist
cerrah	surgeon
plastik cerrahi	plastic surgeon
aile hekimi	family doctor
kardiyolog	cardiologist
diş hekimi	dentist
ortodontist	orthodontist
dermatolog	dermatologist
diyetisyen	dietician
gerontolog	gerontologist
nefrolog	nephrologist
kardiyolog	cardiologist
endokrinolog	endocrinologist
gastrolog	gastrologist
gastroenterolog	enterologist
genel pratisyenler	general practitioner

nörolojist	neurologist
ebe doğum hekimi, lavta	midwife; accoucheuse
obstetrisyen, doğum uzmanı	obstetrician
jinekolog	gynecologist, gynaecologist
pediatr	pediatrician
beyin cerrahı doktoru	neurosurgeon
onkolog	oncologist
ortoped	orthopedist
fizyoterapist	physiotherapist
psikiyatrist	psychiatrist
psikolog	psychologist
romatolog	rheumatologist
ürolog	urologist
anatomi uzmanı	anatomist
patoloji uzmanı	pathologist
narkozcu, anestezist	anesthesiologist
acil hekimi	resuscitationist
bakteryoloji uzmanı	bacteriologist

eczacı	pharmacist
hematolog	haematologist
mikrobiyolojist	microbiologist
epidemiolog	epidemiologist
eczacı	pharmacist
psikolog	psychologist
röntgen laborant	radiographer
emzirme danışmanı	lactation consultant
balneolog, çamurla tedavi uzmanı	balneologist

24. HASTANE BÖLÜMLERİ
HOSPITAL DEPARTMENTS

eczane	chemist, drug-store, pharmacy
poliklinik	polyclinic;
klinik /dispanser	clinical
klinik /özel hastane	clinic
tıp merkezi	centre
bölüm /blok	department/division/ unit

bölüm	disciplines (clinical)
ofis	office
laboratuvar	laboratory
hizmet, servis	service
proje, obje	projects
doktor kabini	consulting room
ambulans	ambulance
acil yardım bölümü	emergency department
acil tanı ve tedavi merkezi	emergency diagnostic & therapeutic centre (edtc)
polikliniği/ayakta tedavi	outpatient department; ambulatory
erkekler tuvaleti	toilet for man
bayanlar tuvaleti	toilet for woman
engelli tuvaleti	disabled only
personel tuvaleti	staff toilet
yıkama odası	washing room
gönüllüler odası	volunteers
dolap	dressing room

bekleme odası	waiting area
danışma	reception/admission department
reanimasyon	resuscitation room
acil cerrahî yardımı	emergency surgery
acil pediatrik bakım	emergency pediatrics
dahiliye bölümü	internal medicine department
iç hastalıklar	general medicine
genel cerrahi	general surgery department
bağırsak cerrahi	enterochirurgia department
ameliyat bloku	operating room
plastik cerrahi	plastic surgery
göğüs cerrahi	chest surgery department
damar cerrahisi bölümü	vascular surgery department
ortopedi bölümü	orthopaedic surgery
ayak-ayak bileği cerrahisi bölümü	foot & ankle surgery
mikro cerrahi	microsurgery
spor hekimliği ve	sports medicine & surgery

cerrahisi	
pulmonoloji	pulmonology
enfeksiyon bölümü	ınfectious diseases
anestezi, reanimasyon bölümü	anaesthesiology, ıntensive care and pain medicine
sinir hastalıkları bölümü	neurology
beyin cerrahisi bölümü	neurosurgery
beyin cerrahisi	neuroradiology
gastroenteroloji	gastroenterology & hepatology
kardiyoloji bölümü	cardiology
endokrinoloji	endocrinology
revmatoloji	rheumatology
alerjik hastalıklar ve immünolojik bölümü	allergy & ımmunology
diş bölümü	dentistry
kadın-doğum/jinekoloji	gynaecology
ebe hekimliği	obstetrics
meme cerrahisi	breast surgery
yenidoğan bölümü	maternity

doğum evi	maternity hospital
doğum bölümü	obstetrical ward
pediatri	outpatient department of pediatrics
çocuklar için iğne odası	injection room for children
yenidoğan, yenidoğan üniteleri	neonatal unit
pediatri bölümü	pediatric unit
üreme tıbbı	reproductive medicine
ekstrakorporeal dölleme merkezi	in vitro fertilization centre
prenatal merkezi	prenatal centre
aile planlaması bölümü	family planning and reproduction center
psikoloji bölümü	psychiatric department
ruh sağlığı ve davranışsal tıp	mental health and behavioral medicine
travmataloji bölümü	traumatology department
ortopedi bölümü	orthopaedics
ortopedik travma	trauma service
gematoloji bölümü	haematology

patoloji bölümü	pathology
oftalmoloji	ophthalmology
oftalmoloji bölümü	otorhinolaryngology /ent department
üroloji bölümü	urology
nefroloji	renal medicine
nefraloji bölümü	nephrology
periton diyalizi servisi	renal dialysis services
ultrason bölümü	ultrasonic department
dermatoloji	dermatology
fizyterapi bölümü	physiotherapy
rehabilitasyon bölümü	pm&r
onkoloji bölümü	oncology
radyoterapi bölümü	radiotherapy
radyasyon onkolojisi bölümü	radiation oncology
kemoterapi	chemotherapy room
röntgen bölümü	x-ray department
manyetik rezonans tomografi (emar)odası	mrı room

mikrobiyoloji labaratuarı	microbiology lab
yanık merkezi	burn center
otopsi bölüm	morbid anatomy department
morg	mortuary
kardiyoloji yoğun bakım ünitesi	coronary care unit
palyatif tıp bölümü	palliative medicine
rejeneratif tıp	rehabilitation medicine
biyokimya laboratuarı	biochemistry lab
kan nakli	blood transfusion services
hematoloji laboratuvarı	haematology lab
danışma	medical records office
danışma ve tanı merkezi	diagnostic and counseling center
endoskopi merkezi	endoscopy centre
diyabet ve endokrin hastalıkların tedavisi merkezi	diabetes & endocrine centre
sindirim sistemi hastalıklarının tedavisi	digestive disease centre

merkezi	
lazer görme düzeltimi	lasık centre
kanser tedavisi kliniği	medical oncology clinic
damar diagnostiği laboratuvarı	vascular diagnostic laboratory
gezginlerin sağlık ve aşılaması merkezi	travelers' health & vaccination centre

25. MUAYENE
PHYSICAL ASSESSMENT

anket doldurmak	**fill in the questionnaire**
anket sonuçları	results of the exam
görüşme	inquiry
muayene / inceleme yapmak	to examine
anket	examine
genel muayene	general check-up
standart anket	routine examination
konsültasyon	consultation
tanı	diagnosis

teşhis	prognosis
nabız ölçmek	Feel the pulse
el ile muayene	palpation
palpasyon	palpation
dinleme	auscultation
vuruşlu muayene	percussion
patolojik kesiti	pathological section
endoskopi	endoscopy
teşhis koyma	make a diagnosis
nabız diyagnostik	pulse diagnostics
elektrokardiogram	electrocardiogram
genel muayene	exam (general)
dil diagnostik	tongue diagnosis
cilt testi	skin-test
ağırlık ölçümü, yükseklik	weight measurement
vücut ısısı ölçümü	temperature measurement
kan basıncı ölçümü	blood pressure measurement
laboratuvar testleri	laboratory tests

laboratuar araştırmaları	lab tests
laboratuvar deney rapor	laboratory test report
test	test
tahlil, analiz	analysis/examination
kan tahlili	blood test
kan kültürü	blood culture
bakteriyologik analiz	bacterial examination
AİDS testi	AIDS test
intravenöz piyelografi	intravenous pyelography
laboratuvar testleri	laboratory tests
idrar tahlili	urine test
dışkı analizi	stool test
dışkı parazit yumurtalar analizi	stool ova & parasites test
ultrasonografi	ultrasonography
röntgen	R unit; X ray
röntgen çektirmek	X-ray examination
göğüs röntgeni	chest X-ray
kontrast madde	barium or iodine, contrast

	medium
elektrokardiogram	electrocardiogram
kalp ve damar işlev tanıbilim	cardiovascular functional diagnostics
kalbin ultrasonu	heart color doppler ultrasound
elektroensefalografi	electroencephalography
gastroskopi	gastroscopy
jinekolojik muayene	gynecological exam
transvajinal ultrasonografi	transvaginal ultrasonography
TORCH testi	TORCH infections test
jinekolojik muayene	gynecologic examination
serviko-vajinal yayma	cervical scraping smear
kolposkopi	colposcopy
rahim ultrasonu	B ultrasonic for adnexa uteri
mamografi	mammography
meme bezlerinin ultrasonu	B ultrasonic for breast
rektal muayene	rectal examination

prostat spesifik antijen, PSA	PSA prostate antigen
biopsi	biopsy
ponksiyon	medical puncture to extract bodily fluid
siyah beyaz mide ultrasonu	black and white B ultrasonic for abdomen
böbrek, üreter, mesane ultrasonu	B ultrasonic for kidney-ureter-bladder
fundus çalışması	fundus examination
göz bozukluğu ölçümü	vision screening
göz tansiyonu ölçümü	intraocular pressure checks
kanser için tarama (nitelik)	tumor detection screening (qualitative)
biyolojik numunenin incelenmesi	examination of biological sample
bel ponksiyonu	lumbar puncture

26. TEDAVI
THERAPY

tedavi	treatment, therapy
diagnoz-tanılama	diagnosis
tahmin	prognosis
iyileşme	convalescence, recovery
nüks	relapse
tedavi	treatment
reçete yazmak	prescribe
reçete yazmak	fill a prescription
enjeksiyon	injecting
deri altına enjeksiyon	hypodermic injection
kas içi enjeksiyon	intramuscular injection
damar içine enjeksiyon	intravenous injection
aşılama	inoculating
akışkan yönetim	fluid infusion
kan nakli	blood transfusion
hormon replasman tedavisi	hormonal replacement therapy

genel terapi	general treatment
idame tedavisi	supportive treatment
ilk yardım	emergency treatment
bireysel terapi	individualized treatment
fizyoterapi	physical therapy, PT
kinesiotherapy	kinesiotherapy
ortopedik rehabilitasyon	orthopaedics rehabilitation
kombinasyon terapisi	combination therapy
ayakta tedavi	ambulatory treatment
palyatif tedavi	palliative care
önleyici tedavi	preventive treatment
masaj	massage treatment
vantuz (şişe) tedavi	perform cupping therapy
hacamat	blood letting
uyuşturmak, anasrezi yapmak	anesthesia
göğüs boşluğu drenaj	chest cavity drainage
adrenalin	adrenalin

iğneler	injections
ameliyatlar	operation
kesmek için, kesmek	incise; section
kesme, amputasyon	surgical amputation
kesip almak, amelyatla almak	amputate
implant	i-mplant
balneoloji (çamurla tedavi)	balneology
yara sarmak	dress a wound/apply bandage
göz damlası damlamak	instill eye drops
diş tedavisi	dental treatment
dolgu yaptırmak	fill a cavity
protez yaptırmak	dental prosthetics
implant diş	dental implantation
servikal koteri	cervical cautery
burun bölmesinin bir kavis düzeltmek için işlem	Asch's operation
tıbbi kaynaklar	medicinal spring
Yoğunluk Ayarlı	IMRT intensity modulated radiation

Radyoterapi (YART)	therapy
stereotaktik radyocerrahi	SRS stereotactic radiosurgery
klizma/lavman	clysterize
organ nakli/transplantasyon	tissue transfer/transplant
böbrek nakli	kidney transplantation
saç ektirme	surgical hair restoration

27. TIBBİ GEREÇLER
MEDICAL EQUIPMENT

dil basacağı (spatula)	**tongue depressor (spatula)**
derece/ateş ölçer	clinical thermometer
el feneri	penlight
santimetre	ruler/tape measure
kulak çubuğu	cotton swabs
pamuk	cotton
kulak çubuğu,pamuk topları	cotton stick (ball)
sargı bezi/bandaj	bandage

elastik bandaj	elastic bandage
hemostatik	tourniquet
tülbent,sargı bezi	gauze
yara bandı	adhesive plaster
pansuman malzemesi	dressing
lastik	splint
iğne	needle
şırınga	syringe
ispirto	spirit; alcohol
buzlu paket	ice bag
sıcak su torbası	hot water bottle
ördek	bedpan
ördek	bedpan
sonda	catheter
pisuar	urodochium
üretral kateter	urinal catheter
lavman	enema
rektal tüp	rectal tube
genişletici	dilator

mide pompası	gastric tube
mide yıkama sonda	lavage tube
oksijen tüpü	oxygen tube (cylinder)
sengstaken-blakemore tüpü	sengstaken-blakemore tube
görme keskinliği tablosu	visual acuity chart
kültür dolabı/ inkübatör	ıncubator
alçı	plaster bed
çarşaf	sheet
yatak takımı	bedding
battaniye	blanket
bezi	diaper
yastık kılıfı	pillow case
komidin	bedside table
havlu	towel
küvet	basin
tarak	comb
diş macunu	tooth-paste
diş fırçası	tooth-brush

terazi	scale
derece	thermometer
elektriklş fener	flashlight
makas	scissors
tepsi	tray
tüp	test tube
pipet	dropper; pipet
sayaç damla	drip
serum askılıkları	ınfusion support
damla monitör	ınfusion drip monitor
mini-pompa	micropump
ameliyat masası	operating table
universal ameliyat masası	universal operating table
gölgesiz lamba	shadowless lamp
yarık lamba	slit lamp
skalpel	scalpel
ipek ipliği	silk sutures
dren/boşaltma borusu	drainage tube
ameliyat giysisi	operating coat

iş önlüğü	overalls
eldiven	rubber glove
galoş	boot covers
maske	mask
cerrahi örtü	surgical drape
tek kullanımlık infüzyon cihazı	disposable infusion set
tek kullanımlık cerrahi astar	disposable surgical pad
tek kullanımlık cerrahi eldiven	disposable surgical gown
tek kullanımlık steril iğne	disposable sterile injector
mikroskop	biological microscope
etanol, alkol	ethanol
yağ/kaydırıcı	lubricant
hemostat	hemostatic forceps
iğne kelepçe	needle forceps (holder)
bağlama pensesi	dressing forceps
vantuz şişesi, hacamat şişesi	jar / pitcher / pot

koltuk değneği	crutches
tekerlekli sandalye	wheelchair
elektrik tekerlekli sandalye	wheelchair (electric)
işitme cihazı	hearing aid
portatif işitme cihazı	portable hearing aid
sırt çantası, kanguru, sling	baby carrier/shoulder-cloth
meme pompası	breast pump
tansiyon aleti	blood pressure meter
şeker ölçme aleti	blood glucose meter
otomatik tonometre	automatic blood pressure meter(abpm)
protez	artificial limb prosthesis
implant	medical implants
röntgen aleti	x-ray machine
röntgen	x-ray machine
kardiyoloji retraktörü	cardiosurgical retractor
elektrokardiostimulatör	electric cardiostimulator
elektrokardiografi	electrocardiograph

anestezi aletleri	anesthesia machine
ventilatör	ventilator
aspiratör	suction/aspirator
masaj koltuğu	a massage table
kanepe	bed, couch
sedye	stretcher
tekerli sedye	barrow
defibrilatör	defibrillator
kalp pili	pacemaker
hiper basınç odası	hyperbaric oxygen chamber
otoskop	otoscope
stetoskop	stethoscope
rinoskop	rhinoscope
oftalmoskop	ophthalmoscope
ezofogaskop	esophagoscope
bronkoskop	bronchofiberscope
gastrofibroskop	gastrofiberscope
proktoskop	proctoscope

peritoneoskop	peritoneoscope
kolonoskop	sigmoidoscope
laparoskop	laparoscope
kolposkop	electronic colposcope
sistoskopu	cystoscope
mikroskop	microscope
plevral ponksiyon seti	thoracentesis set
lomber ponksiyon seti	lumbar puncture set
kemik iliği ponksiyonu seti	bone marrow puncture set
karın ponksiyonu seti	abdominocentesis set
venostomy seti	venesection set
transfüzyon seti	transfusion set
kan nakli seti	blood transfusion set
otomatik kan hücresi analiz cihazı	automatic blood cell analyzer
kuluçka makinesi	ıncubator
litotrit	lithotrite
apo monitör	ıcu monitor

anestezik ekipman	anesthetic equipment
solunum cihazı/respirator	respirator
kan örneği almak için iğne	blood taking needle
renkli dopler ultrason sistemi	ultrasonic color doppler diagnostic system
mobil bilgisayarlı tomografi (ct)	mobile ct system
meme röntgeni	x-ray mammary machine
sterilizasyon ve dezenfeksiyon cihazi	sterilization and disinfection equipment
radyoterapi ekipmanları	radiotherapeutic equipment
spiral CT tarayıcı	spiral CT scanner

28. YAYGIN BELIRTILER
COMMON SYMPTOMS

ağrı	**pain**
keskin ağrı	acute pain
ağrıyan ağrı	ıt's a dull pain
kasılmalar	convulsions
kaşıntı	pruritus

apse	abscess
yara	wound
ülserler	sores
uyuşma	numbness
şişme	swell
şişme	swell up
zayıflamak	lose weight
toplanmak, şişmanlamak	grow fat
bacaklarda şişme	swelling of the legs
yüzde şişlik	swelling of the face
genel durum	overall health
iyi hissetmek	feel good
kötü hissetmek	feel bad
iştah	appetite
iştah kaybı	loss of appetite
iştahsızlık	bad appetite
ağız kuruluğu	dry mouth
ağızda acı tat	bitter taste
ağızda ekşilik	sour mouth

baş dönmesi	dizzy
baş ağrısı	headache
bayılma	syncope
bilinç kaybı	lose consciousness
yorgunluk	rapid fatigability
zayıflık, halsizlik	weakness
yorgunluk, bitkinlik	fatigue
uykusuzluk	insomnia
kötü hafıza	bad memory
nefes alamama	suffocate
sinirlenmek	to be nervous
el titremesi	tremor of hands
titreme	shivering
sıcak /soğuk hissetmek	heat/cold intolerance
soğuk	cold
sıcak	hot
ateş	fever
ateşin düşmesi	low temperature
terleme	sweating

terlemek	sweats
soğuk ter	cold sweat
solukluk	pallor
yüksek tansiyon	high pressure
düşük tansiyon	low pressure
kilo değişikliği	weight change
enerji seviyesi	energy level
mide, karın	abdomen
karın şişmesi	flatulence, bloating
karında ağırlık	heaviness in the stomach
hazım zorluğu	indigestion
hıçkırık	belch; hiccup
bulantı	nausea
ishal	diarrhea
kabızlık	constipation
gaitada kan	blood in stools
üst solunum yolu semptomları	heent(head, eyes, ear, nose and throat)
gözlerde ağrı	carvings in the eyes

göz kamaşması	ripples in the eyes
ikili görmek	double vision
bulanık görme	blurred vision
kırmızılık	redness
salıverme	discharge
aşırı yırtılma	excess tearing
kulak çınlaması	ringing in ears
kulak ağrısı	earache
nezle	runny nose
hapşırmak	sneezing
burundan kan gelmesi	nosebleed
yutma güçlüğü, yutma güçlüğü	dysphagia
yaralanma	injuries
patlak yarası	puncture wound
kurşun yarası	bullet wound
kesik yarası	cut wound
kesici delici yarası	perforating wound
kafa travması	skull trauma

travmatik beyin yaralanması	cranium-brain-trauma
incinme	bruise; contuse; fall wounded
ağır yaralı	badly wounded
kas gerilmesi	injury of the tissues/muscles/tendons
lıgament/eklemler yaralanması	ligament/joints injury
akustik travma	acoustic trauma
omurga travması	back injury
yumuşak dokular travması	soft tissues trauma
göğüş travması	chest trauma
göğüs /döş	chest
nefes alıp vermek	breathing
nefes almak	ınspiration
nefes vermek	breathing out expiration
nefes kısalığı	shortness of breath
göğüs ağrısı	chest pain/thoracalgia
kalp	heart

kalpte ağrı	heartache
kalp dispne	cardiac dyspnea
anjina	angina
kalp ritmi	heart rate
düzensiz ritm	irregular rhythm/arrhythmia
ürogenital sistem	genitourinary system
idrarda kan	blood in urine,
idrar yaparken yanma hissi	burning with urination,
sık idrara çıkma	frequent urination
seyrek idrara çıkma	rare urination
bol idrar çıkarma	copious urination
seyrek idrar çıkarma	copious urination
yetersiz idrara çıkma	scanty urination
oligüri, yetersiz idrara çıkma	oliguria, poor urination
üriner retansiyon	retention of urine
idrarını tutamama	urine incontinence
erkek cinsel organları	male reproductive system

potens azalma	low potency
kadın üreme sistemi	woman reproductive system
menstrüel bozukluklar	menstrual disorder
seyrek menstrüel	excess bleeding during periods
yetersiz menstrüel	poor menstruation
adet sancısı	menstrual pain / dysmenorrhea
menstrüel durması	to stop menstruating (as a result of pregnancy, menopause or medical condition
menopoz	menopause/andropause
kas-iskelet sistemi	musculoskeletal
hareket ettirmek ağrıtıyor	hurt while moving
dokunmak acı veriyor	hurt while touching
eklemler ağrısı	joint pain
kas zayıflığı	muscle weakness
sırt ağrısı	back pain
çıtırtı	snap
sinir sistemi	nervous system

baş dönmesi	dizziness
depresyon	depression,
hafıza	memory
zayıflık	weakness
çift görme	double vision
epilepsi	epilepsy
deri	skın
döküntü	rash
sertleşmesi	lumps/gelosis
yara	sores
	adls (activities of daily living) :
giymek	dressing
yemek	eating
yürütmek, hareket etmek	transferring
banyo yapmak	bathing
ve kişisel hijyen	personal hygiene
tuvalet yapmak	toileting
dışkı tutmak	control stools

çişini tutmak	control urination
merdiven den yukarı çıkmak/aşağı inmek	go up and down the stairs
	ıadls (ınstrumental activities of daily living)
alışveriş yapmak	go shopping
temizlik yapmak	cleaning
ilaç alımı kontrol etmek	managing medications
yiyecek hazırlamak	preparing meals
ulaşım	handling transportation
ev işleri yapmak	do household chores
çamaşır yıkamak	wash clothes
telefon kullanmak	use telephone
ek simptomlar	associated symptoms
iyiye gitmek	feel better
kötüye gitmek	feel worse
sağlığın düzelmesi	recover health
hastalıktan sonra komplikasyon	complication
tavsiye	advice

dinlenme	complete rest
yataklı tedavi	bed rest
daha çok hareket	more movement
birkaçgün hastanede kalmak	to stay in a hospital for several days
hastaneye yatmak	had to be hospitalized
çalışmaya devam etmek	can keep on working
dikkatli olmak	be very careful
düzenli kontrole gelmek	come for periodical check-ups
fizik tedaviden geçmek	get physiotherapy treatment
akapunktur tedavisi görmek	have a course of acupuncture.

29. HASTANEDEN ÇIKIŞ BELGESI
HOSPITAL DISCHARGE RECORD

hastaneden çıkış belgesi	**hospital discharge certificate**
çıkış özeti	discharge epicrisis
hasta	patient

hasta yatış numarası	admission number(ad)
ad soyad	full name
saat	time
geliş tarihi	admission date
çıkış tarihi	discharge date
tedavi süresi	treatment period
bölüm	hospital department
tedavi tarihi	procedure date
doğum tarihi	date of birth
yaş	age
cinsiyet	gender
erkek /bayan	male/female
ağırlık	weight
ateş	temperature
nabız	pulse
medeni hali	marital status
uyruk	nationality
meslek	occupation
adres	address

şehir	city
telefon	phone
acil durumda temasa geçilecek kişi ve telefon	emergency contact name&phone
sigorta	insurance provider
sigorta bilgileri	health insurance info
temel şikayet	presenting complaint
tanı	diagnosis
girişte sağlık durumu	health at admission
girişteki tanılar	diagnosis at admission
hastalık geçmişi	history
geçmiş hastalıklar	past history
kişisel geçmiş	personal history
evlilik geçmişi	history of marriage and marriage
aile geçmişi	family history
alerji	allergy history
genel muayene	physical examination
ek kontroller	auxiliary check

ilk tanı	initial diagnosis
çıkışta diagnoz	discharge diagnosis
çıkışta sağlık durumu	health at discharge
temel tanı	main diagnosis
çıkışta diagnoz	diagnosis at discharge
çıkışta doktor tavsiyesi	prescription at discharge
reçete ve ilaçlar	prescription
tedavi ücreti	treatment-costs
ameliyat ücreti	operation-costs/surgery fees
imza	signature

30. LABORATUVAR TESTLERI
LABORATORY TESTS RECORD

analiz	analysis
tam kan analizi	CBC/Complete Blood Count
kan grubu	blood type
kan içeriği	blood count

kan hücresi	blood cell
akyuvarlar	white blood cell / leucocyte
beyaz kan hücreleri	white blood cell / leucocyte
granüler beyaz kan hücreleri, granülositler	granularity
eritrositler	erythrocyte / red blood cell
hemoglobin	hemoglobin
hematokrit	hematocrite
ortalama eritrosit hacmi	average erythrocyte volume
alyuvarda ortalama hemoglobin içeriği	mean corpuscular hemoglobin MCH
alyuvarda ortalama hemoglobin konsantrasyonu	mean corpuscular hemoglobin concentration MCHC
trombositler	(blood) platelet,thrombocyte
nötrofiller	neutrophils
lenfositler	lymphocytes (Lymph)

monositler	monocytes (Mono)
eozinofiller	eosinoblast
bazofiller	basophils (Baso)
ortalama trombosit hacminin	the average platelet count (MPV)
trombosit heterojenlik indeksi	the platelet heterogeneity index (PDW)
thrombocrit	thrombocrit
leukogram	leukogram
eritrosit sedimentasyon hızı	erythrocyte sedimentation rate
genel idrar tahlili	general urine analysis
renk	color (COL)
şeffaflık	transparency (CLA)
koku	smell
özgül ağırlık	specific weight (SG)
reaksiyon	reaction pH
albümin	protein (PRO)
glikoz	glucose (GLU)
keton cisimler	ketone bodies (KET)

bilirubin	bilirubin (BIL)
ürobilin	urobilin (UBG)
akyuvarlar	white blood cells (WBC)
tuz	salt
antikorlar	antibodies
bakteriler	bacteria
mantar	fungus
parazit	parasite
virüs	virus
kolesterol	cholesterol
albüminler	albumen
Rh faktörü	RH Blood Type
pozitif	Rh positive
negatif	Rh negative
HIV antikor	Anti-HIV
sifiliz serolojisi	Syphilis Serology
hepatit B yüzey antikoru	HBsAg
hepatit C antikor	Anti-HCV
alanin aminotransferaz	ALT(GPT)

31. KONUŞAMA CÜMLELERI
CONVERSATIONAL PHRASES

Merhaba!	Hi, hello!
İyi sabahlar	Good morning
İyi günler!	Good afternoon
İyi akşamlar	Good evening
Nasılsınız?	How are you?
Nasılsın?	How are you?
Tamam teşekkürler	Fine, thank you/ thanks.
Fena değil teşekkürler	Not bad, thank you.
Senin adın ne?	What's your name?
Senin ismin ne?	Your name, please?
Benim adım.....	My name is.../ I'm...
Bu bay/bayan	This is Mr./ Mrs...
Tanıştığımıza memnun oldum	Nice to meet you.
Memnun oldum.	Nice to see you.
Özür dilerim.	I'm sorry.
Bilmiyorum.	I don't know

Lütfen	Please
Teşekkür ederim	Thank you
Birşey değil	You're welcome
Rica ediyorum	You're welcome
Önemli değil	That's all right.
Rahatsız ettiğim için özür dilerim.	Excuse me.
Girebilirmiyim?	May I come in?
Girin lütfen.	Come in, please.
Eminmisin?	Are you sure?
Evet, eminim.	Yes. I'm sure.
Evet, haklısın.	Yes, you're right.
Sen yanılıyorsun.	You're wrong.
Fena değil	Not bad.
Henüz değil	Not yet.
Sessiz olun	Be quiet!
Neşelenin	Cheer up!
İyi iş	Good job!
İyi vakit geçirmenizi	Have fun!

diliyorum.

Başarışar!	Good luck!
Çok yaşa!	Bless you!
Ne kadar?	How much?
Sana yardım edebilirmiyim?	Can I help you?
Size yardım edebilirmiyim?	What can I do for you?
Yardım edin, lütfen!	Help me, please!
Lütfen, yardım edebilirmisiniz?	Can you help me?
Kayboldum	I'm lost.
Özür dilerim, şu hastaneye nasıl gidebilirim?	Excuse me, how can I get to the hospital?
Hastaneye nasıl gideceğimi gösterirmisiniz?	Can you show me the way to the hospital, please?
Buraya lütfen.	This way, please.
Saat kaç?	What's the time?
Özür dilerim, saat kaç?	Excuse me, what's the time, please?
Evet/elbette/tamam	yes. /All right./ OK./ Sure.

Çok iyi!	Very good.
Mükemmel! Müthiş!	Great!/ That's great.
Aman Tanrım!	Oh, dear!
Özür dilerim, tekrar söylermisiniz?	Pardon?
Ne söylediğimi anlıyormusunuz?	Do you understand what I'm saying ?
Tekrar açıklayayımmı?	Shall I explain it again?
Ben anlıyorum.	I see.
Ben anlamıyorum.	I don't understand.
Ciddi bir şey değil/Önemli değil.	Never mind.
Problem yok.	No problem!
Merak etmeyin.	Don't worry
İşte böyle.	That's all!
Ben de.	Me too.
Müsade edin.	Allow me.
Allahım!	My god!
Bir şey değil.	No way!

Kapa çeneni.	Shut up!
Üzülme.	Don't worry.
Bekle.	Hold on.
Biraz bekleyin lütfen	Wait a moment, please.
Daha iyimisin?	Feel better?
Daha iyi hissediyormusunuz?	Are you feeling better?
Ben razıyım.	I agree.
Beni izleyin	Follow me.
Gidelim.	Come on.
Eve gidiyorum.	I'm going home.
Zaman bitti.	Time is up.
Hoşçakalın!	Goodbye.
byby!	Bye bye!
Görüşürüz	See you!
Söz veriyorum.	I promise.
Elbette!	Of course!

Yavaş ol.	Slow down!
Dikkatli ol.	Take care!
Tekrar dene	Try again.
Dikkatli ol	Watch out!
Ne oldu?	What's up?
Dikkatli ol!	Be careful!
Kımıldama.	Don't move!
Ne oldu tahmin et.	Guess what?
Sanmam.	I doubt it
Öyle düşünüyorum.	I think so.
Aynen böyle devam!	Keep it up!
Dur bir düşüneyım.	Let me see.
Önemli değil.	Never mind.
Hepsi bı kadar.	That's all!

32. FAYDALI SÖZLER
USEFUL WORDS

ben	I
biz	we
sen	you
siz	you
o	he
o	she
onlar	they
Pazartesi	Monday
Salı	Tuesday
Çarşamba	Wednesday
Perşembe	Thursday
Cuma	Friday
Cumartesi	Saturday
Pazar	Sunday
Ocak	January
Şubat	February
Mart	March

Nisan	April
Mayıs	May
Haziran	June
Temmuz	July
Ağustos	August
Eylül	September
Ekim	October
Kasım	November
Aralık	December
bugün	today
yarın	tomorrow
dün	yesterday
gelecek hafta	next week
hafta	this week
geçen hafta	last week
gelecek ay	next month
ay	this month
geçen ay	last month
yıl	next year

bu yıl	this year
geçen yıl	last year
birinci	first
ikinci	second
üçüncü	the third
dördüncü	fourth
beşinci	fifth
altıncı	sixth
yedinci	seventh
sekizinci	eighth
dokuzuncu	ninth
onuncu	tenth
on bir	eleven
oniki	twelve
yirmi	twenty
otuz	thirty
kırk	forty
elli	fifty
altmış	sixty

yetmiş	seventy
seksen	eighty
doksan	ninety
yüz	hundred
iki yüz	two hundred
bin	one thousand
yüzbin	one hundred thousand
milyon	million
Faydalı sıfatlar	**Useful adjectives**
kırmızı	red
ak, beyaz	white
mavi	blue
siyah	black
sarı	yellow
yeşil	green
pembe	pink
açık mavi	blue
turuncu	orange
mor	purple

kahverengi	brown
soluk	pale
pembe	rosy
soğuk	cold
sıcak	hot
iyi	good
kötu	bad
ağır hasta	seriously ill
faal, aktif	active
kansız, anemik	anemic
anormal	abnormal
asemptomatik	asymptomatic
şişme	swollen
sapasağlam	safe and sound
daha iyi	better
cansız, olü	dead / lifeless
tedavisi mümkün olmayan hasta	terminally ill
rastgele	accidental

bakterili, mikroplu	bacterial
acısız, ağrısız	painless
güvenli, tehlikesiz	safe
kronik	chronic
ağır, şiddetli	acute
alerjik	allergic
çok	a lot
az	few
uzun zaman önce	long
yakın zamanda	recently
çok fazla	too
sıksık	often
nadiren	rarely
uzun	long
hızlı	fast
ağır	heavy
kolay	easily
Faydali fiiler	**Useful verbs**
teşhis koyma	diagnosis

acı çekmek, acımak	feel pain
hasta olmak	be sick
oturmak	sit
otur	sit down
durmak	stand
kalkmak	stand up
yürümek	go/walk
yatmak	lie
karın üzerine yatmak	lie down
sırt üstü yatmak	lie on back
dönmek	turn/turn around
soyunmak	take off dress
giyinmek	put on clothes
hareket etme	do not move
rahatla	relax
sakinleş	calm down
gözlerini kapat	close eyes
uyu	go to bed
uyan	wake up

33. DOKTOR ILE TANIŞMAK
TO SEE A DOCTOR

Ben doktor_____.	I am doctor _____.
Benim adım......	My name is.........
Size bazı sorular soracağım	I am going to ask you some questions.
Size birkaç soru sorabilirmiyim?	May I ask you some questions?
Adınız nedir?	What is your first name?
Soyadınız nedir?	Your last name?
Kaç yaşındasınız?	How old are you?
Doğum tarihiniz?	Date of birth?
Adınız nedir?	Where were you born?
Nerede yaşıyorsunuz?	Where do you live?
Lütfen izin kâğıdınızı imzalayın.	Please sign your permission here
Bu formu doldurun lütfen.	Please fill out this record card.
Kayıt kartınız varmı?	Do you have a registration card?
Randevunuz varmı?	Do you have an appointment?

Bugün bütün gün meşgulüz.	We are fully booked today.
Girişinde kartınızı her zaman gösterin.	Please show this card at the registration desk every time you come.
Kayıt ücretini ödeyin lütfen.	Please pay for the registration.
İşte makbuzunuz ve para üstü.	Here are your receipt and change.
Bu sizin kartınız. Saklayın ve her randevunuza getirin.	This is your registration card. Please don't lose it and bring it here whenever you come.
Lütfen bekleme salonunda bekleyin.	Please wait in the waiting room.
Buyrun tedavı odasına geçelim.	Please come into the treatment room, will you?
Şu anki hastalık	**Presenting Illness**
Nereniz ağrıyor?	Where does it hurt?
Nasıl hissediyorsunuz?	How do you feel?
Probleminiz nedir?	What is your problem
Belirtiler nelerdir?	What are your symptoms?
Bugün sizi buraya ne getirdi?	What has brought you here today?

Ne zaman başladı?	When did it start?
Nasıl başladı?	How did it start?
Nekadar uzun süredir?	For how long?
Daha iyi mi oldu, daha kötü mü oldu?	Has it gotten better or worse?
Birdenmi başladı, yavaş yavaş mı?	Did it start suddenly or gradually?
Ne kadar, zamandır bu probleminiz var?	For how long have you had this problem?
Ne kadar sıklıkla, kaç defa?	How frequently? How many times?
Burasi mı ağrıyor?	Does it hurt?
Neresi ağrıyor?	Where is the pain?
Herhangi bir yerde acıttınızmı?	Do you hurt anywhere?
Neresi acıyor bana gösterebilir misiniz?	Can you show me where it hurts?
Bakmama izin verirmisiniz?	Let me have a look, please.
Aci nereye vuruyor?	Does the pain go anywhere?
Nerede? Nereye?	Where?
Acıyı tarif edebilirmisiniz?	Could you describe the quality

	of the pain?
Ağrı..... yada.......?	Is the pain _____ or _____?
Keskin bir acımı?	Is it sharp?
Hafif ağrı	Dull?
Yanıyor/yanık hissi var	Burning?
Nabız gibi	Throbbing?
Devamlı	continuous
Periyodik	intermittent
Daha önce böyle bir şey varmıydı?	Have you had this before?
Kaç defa?	How many times?
Ne zaman?	When?
Gaitanız nasıl?	What kind is stool?
Bunun için birşey kullandınız mı?	Have you taken anything for it?
Bunu daha iyi yada daha kötü yapan bir şey var mı?	Is there anything that makes it better or worse?
Hastalıkla alakalı diğer belirtileri ve değişiklikleri fark ettiniz mi?	Have you noticed any other symptoms or changes associated with this problem?
Bugün konuşmak	Is there anything else that you

istediğiniz başka bir şey var mı?	would like to discuss today?
Bu hastalığın nedenini bilmiyormusunuz?	Do you have any ideas or impressions about the cause of your problem?
Şimdi beni dinleyin, lütfen.	Now listen to me, please.
Geçmiş Tıbbi hikâyesi	**Past Medical History**
Hangi hastalıklarınız var?	Do you have any medical conditions that you know of?
Çocukken hangi hastalıkları geçirdiniz?	Did you have any medical conditions in childhood?
Bu hastalık sırasında hangi tedavi ya da ilaçları aldınız?	Have you had any treatment or medications for this condition?
..... aşısını oldunuzmu?	Have you had the _____vaccine?
Hastaneye hiç yattınız mı?	Have you been taken to a hospital?
Hangisi?	Which one?
Daha önce hiç hastaneye kaldırıldınızmı?	Have you ever been hospitalized?
Hiç Acile aldın mı?	Have you ever been admitted to an emergency room?
Herhangi bir ciddi kaza	Have you ever had a serious

geçirdinizmi?	accident?
Hiç ameliyat geçirdinizmi?	Have you ever had any operations?
Komplikasyon oldu mu?	Were there any complications?
Hiç bilincinizi kaybettinizmi? Komaya girdiniz mi?	Were you unconscious?
Hic kırık vakası oldumu?	Did you have a fracture?
Size kan nakli yapıldımı?	Have you ever had a blood transfusion?
Size anestezi yapıldı mı?	Have you ever had anesthesia?
Kaç defa hamile kaldınız?	How many times have you been pregnant?
Hiç düşük oldu mu?	Have you had any miscarriages?
Hiç kürtaj yaptırdınız mı?	Have you had any abortions?
Adet görmeye kaç yaşında başladınız?	How old were you when you started to menstruate?
Adet döngüsü düzenlimi?	Is your cycle always regular?
Son adet ne zaman gördünüz?	When was your last period?
Adet zamanı acı	Did you have any pain during

hissediyorsunuz?	your period?
Sizin seçiminiz bolmu, zayıfmı, ortamı?	Do you have much, moderate, or little bleeding?
Adet ne zaman bitti?	When did you stop having periods?
Hiç hormon tedavi aldınız mı?	Have you ever taken hormone replacements?
Ne kadar süre?	For how long?
Zührevi hastalık geçirdinizmi?	Have you ever had STD?
Tedavi oldunuzmu?	Did you receive any treatment?
Son kez ne zaman onkotsitologiyu (Pap smear) test yaptınız?	When was your last PAP smear?
Normalmiydi?	Was it normal?
AIDS ve imunitet analizi verdinizmi?	Have you ever been tested for HIV/AIDS?
İlaç	Medications
Herhangi bir hap-ilaç kullanıyormusunuz?	Are you currently taking any medications/pills?
Kullandığınız ilaçların	Do you have a list of your

listesi varmı?	medications?
Hangi ilaçları kullanıyorsunuz?	Which medications are you taking?
Vitamin alıyor musunuz?	Do you take any vitamins?
Hiç takviyeleri alıyor musunuz?	Do you take any supplements?
Herhangi bir bitkisel ilaç kullanıyor musunuz?	Do you take any herbs?
Hangi dozda? ne sıklıkta?	What is the dose? How frequently?
Bu ilaçları kullanırken bir problem oldumu?	Have you had any problems with these medications? Any side effects?
Bu ilacı uzun zaman kullandınız mı?	For how long have you been taking these medications?
Hangi antibiyotikleri kullandınız?	What antibiotics have you taken?
Penisilin kullandınız mı?	Have you had penicillin?
Alerjiniz varmı? neye karşı?	Do you have any allergies? To what?
İlaçlara karşı alerjiniz varmı?	Do you have any allergies to medicines?
Hangi ilaçlara?	Which medicines?

Yiyeceklere alerjiniz varmı?

Hangi yiyecekler?	Which food?
Aile geçmişi	**Family history**
Ailenizde diyabet hastası varmı?	Have any of your family had diabetes?
Ailenizde kanser hastası varmı?	Have any of your family had cancer?
Ebeveynleriniz yaşıyorlarmı?	Are your parents still alive?
O kaç yaşında?(baba)	How old is he?
O kaç yaşında?(anne)	How old is she?
Anne-baba kaç yaşında öldü?	At what age did he/she die?
Ölüm sebebi nedir?	What was the cause of death?
Erkek kardeş yada kız kardeş varmı?	Do you have brothers or sisters?
Kaç tane?	How many ?
Onların sağlıkları iyimi?	Are they in good health?
Sosyal geçmiş	**Social History**

Siz... yada... ?	Are you _____ or _____?
Evli	married
Bekar	single
Dul	widowed
Ayrılmış	divorced
Hiç çocuğunuz varmı?	Do you have any children?
Kaç tane?	How many?
Adresiniz neresi?	What is your address?
Telefon numaranız nedir?	What is your telephone number?
Yalnız mı yaşıyorsunuz, akrabalarınızlamı?	Do you live alone or with other relatives?
Çalışıyormusunuz?	Do you work?
Ne tür bir iş yapıyorsunuz?	What kind of work do you do?
Haftada kaç saat çalışıyorsunuz?	How many hours a week do you work?
İşinizde kimyevi maddelerre temas ettinizmi?	Have you ever been exposed to chemicals at work?
Radyasyona maruz	Have you ever been exposed

kaldınızmı?	to radiation at work?
Hayatınızdaki stres faktörlerini söylermisiniz.	What are the sources of stress in your life?
Stresle nasıl başa çıkarsınız?	How do you cope with stress?
Eğitim düzeyiniz?	What is your level of education?
Finans durumunuzu öğrenebilirmiyim?	May I ask you about your financial situation?
Hayat tarzı	**Life Style**
İştahınız iyimi?	Is your appetite good?
İdman yapıyormusunuz?	Do you exercise?
Ortalama ağırlığınız?	What is your average weight?
En yüksek kilonuz kaç?	What was your highest weight?
En düşük kilonuz kaç?	What was your lowest weight?
Bir kedi, köpek yada başka bir hayvanınız varmı?	Do you have a dog, cat, or other animals?
Son zamanlarda seyahat ettinizmi?	Have you traveled recently?
Ne zaman?	When?

İyi uyuyormusunuz?	Do you sleep well?
Kaç saat?	How many hours?
Çay yada kahve içiyormusunuz?	Do you drink coffee or tea?
Bir günde ne kadar?	How much per day?
Sigara içiyormusunuz?	Do you smoke?
Kaç yıldır?	For how many years?
Bir günde kaç sigara?	How many cigarettes a day?
Alkol içiyormusunuz?	Do you drink alcohol?
Bir günde ne kadar içiyorsunuz ?	How many drinks a day?
Uyuşturucu kullanıyormusunuz?	Do you take illicit drugs?
Çok arkadaşınız varmı?	Do you have many friends?
Lütfen oturun	Please, sit down !
Beklettiğim için özür dilerim.	Sorry to have kept you waiting.
Bu ciddi değil.	It is not serious
Yirmi dakika beklemeniz gerekiyor.	You have to wait for twenty minutes

Şimdi geleceğim.	I'll come right away
Lütfen ayakkabınızı çıkarın ve uzanın.	Please take off your shoes and lie down.
Lütfen gömleğinizi çıkarın, kemerinizi açın.	Please unbutton your shirt and loosen your belt.
Lütfen sırt üstü yatın. yüzüstü/sağ tarafa/sol tarafa	Please lie on your back stomach/right side/left side.
Lütfen rahatlayın	Please relax.
Lütfen derin nefes alın	Please breathe deeply (normally).
Nefes alın / verin.	Now breathe in, breathe out.
Lütfen dilinizi çıkarın	Please put your tongue out.
Lütfen nabzınızı dinlememe izin verin	Please let me feel your pulse.
Kan basıncını ölçmeme müsade edin	.Let me take your blood pressure
Lütfen sol bacağınızı kaldırın(sağ bacak)	Please, lift your left leg (right leg)
Lütfen ağzınızı açın ve 'ah' deyin	Please open your mouth and say "Ah".
Lütfen yarın sabah kan	Please don't eat anything

tahlilinden önce birşey yemeyin	tomorrow morning before blood test.
Lütfen hemoglobin test sonucu için bekleyin.	Please wait for the result of your hemoglobin test.
Size bir muayene gerekiyor.	You need a thorough examination.
Birkaç gün hastanede kalmanız gerekiyor	You will have to stay in the hospital for several days.
İyileşme oldukça uzun zaman alacak	Complete recovery will take a rather long time.
Eğer kötü hissederseniz, hemen kliniğe gelin	If you feel worse, please come back to the clinic right away.
Eğer endişe hissederseniz, klinikğe her zaman, gece ya da gündüz gitmek için tereddüt etmeyin.	If you feel worried, don't hesitate to go to the clinic anytime, day or night.
Sedyeye yatın ve karnınıza bakmama izin verin.	Lie down on the couch there .Let me examine your belly.
Tanılarını Belirtmek	Describing Your Symptoms
,,,,,,,,,,yaşındayım	I'm .... years old.
boyum.........	My height....

kilom..........	My weight....
Normal tansiyonum.........	My normal pressure ...
Hiç..............geçirmedim(ha stalanmadım)	I've never been sick ....
Daha önce..........geçirdim(hastala ndım)	Before I was sick ....
........karşı allerjim var.	I have an allergy...
Evliyim/evli değilim--- Bekarım	I am single / not married.
İyi hissetmiyorum.	I don't feel well.
Hastayım.	I'm sick.
Ateşim var.	I have a fever.
Yüksek ateşim var.	I have a high fever.
Nezleyim.	I have a runny nose.
Hapşuruyorum.	I am sneezing.
Öksürüğüm var.	I have a cough.
Boğazım ağrıyor.	I have a sore throat.
Karnım ağrıyor.	I have a stomach ache.
İshalim.	I have diarrhea.

Kulağım ağrıyor.	I have an earache.
Başım ağrıyor.	I have a headache.
Zayıf uyuyorum.	I am sleeping poorly.
Uyku zorluğu çekiyorum.	I'm having some trouble sleeping.
Bazen kâbus görüyorum.	I have nightmares occasionally.
Uykusuzluk sorunum var.	I'm suffering from insomnia.
Ben ateşli hissediyorum.	I feel the fever.
Sıcak ve üşüme hissediyorum.	I feel hot and cold.
Korkarım ateşim var.	I'm afraid I've got a temperature .
Ben titrek hissediyorum ve benim boğaz ağrım var.	I feel shivery and ı've got a sore throat.
Burnumda doluluk var.	I have a stuffed-up nose.
Uyku hapları denedim ama onlar bana yardımcı olmadı.	I tried some sleeping pills. But they didn't work for me.
Her tarafımda acı çekiyorum.	I'm aching all over.

İki gün önce başladı.	It started two days ago.
Bu keskin bir ağrı değil, sadece sıkıcı bir ağrı.	It's not a sharp pain, just sort of a dull ache.
Gün boyu hapşırıyorum.	I've been sneezing all day.
Bı sabah iki hareket daha yaşadım.	I've had stool twice this morning.
Birkaç asprin aldım, ama faydalı olmadı.	I've taken some aspirin, but it didn't help much.
Kesiliyor ve tekrar başlıyor.	Just stopping and starting.
Gözlerimin görüşü düşüyor.	My eyesight is failing.
Sol ayağım ağrıyor.	My left foot hurts.
Midem bozulmuş.	My stomach is upset.
Dün akşam midem bulandı.	I vomited three times last night.
Benim kilom 65kg den 50 kg ye düştü.	My weight fell from 65kg.to 50kg.
Ağzımda acı bir tat var.	There's a bitter taste in my mouth.
Galiba ben hamileyim.	I think I'm pregnant.
Ben göğsüme bir yumru fark ettim.	I have noticed one lump in my breast.

Ciddimi?	Is it serious?
Başım çok ağrıyor ve iştahım yok.	I have a terrible headache and I've got no appetite.
Bir gündür bu şekilde hissediyorum.	I felt like this for about a day.
Dün nezlem vardı.	Yesterday I had a running nose
Ateşim normal.	My temperature is ok
O zaman ne yapmam gerekir.	What am I supposed to do then?
Bu ilaçları nasıl almalıyım.	How do I take these medicines?
Benim penisilin iğnem var.	I had a shot of penicillin.
Kemiğim kırık.	He has a broken bone.
O göğüs röntgeni verdi ve kan basıncını ölçtü.	He gave me a chest X-ray and took my blood pressure.
O baş ağrısı, bulantı ve kusma hissediyor.	He feels a headache, nausea, and vomiting.
O birden yorgun hissetmeye başladı.	He began to feel unusually tired.
O bir süredir enerji eksikliği hissediyor.	He has been lacking in energy for some time.
O uykulu hissediyor, şaşkın	He feels drowsy, dizzy and

ve midesi.	nauseated.
O duyma güçlüğü başladığını farketti.	He has noticed some loss of hearing.
Gözlerinde çevresinde bazı ağrılar ve kaşıntı vardır.	She has some pains and itching around her eyes.
Onun ateşi var, kasları ağrıyor ve sürekli öksürüyor.	He has a fever, aching muscles and constant cough.
Onun inatçı bir öksürüğü var.	He has a persistent cough.
Onun sesi kısıldı, bazen sesi kısılır.	He gets hoarse and has lost his voice sometimes.
Sağ göğüs üzerinde sert, şiş yumru vardır.	There is a hard, swollen lump on her right breast.
Onun sol meme ağrılı ve şişmiş.	Her left breast is painful and swollen.
O dönem arasındaki kanda zaman zaman lekelenme fark etti.	She has noticed occasional spotting of blood between periods.
Onun ilişkiden sonra bir miktar kanaması oluyor.	She has some bleeding after intercourse.
Her zamankinden daha sık idrarını yapar.	He urinates more frequently than usual.
O işerken yanma ve acı	He has had burning or pain

hissediyor.	when he urinates.
Onun idrar problemi var.	He has trouble urinating.
Kas ve eklemlerinde sıkıntı var.	He is troubled with painful muscles and joints.
Onun için yutmak zor veya acı vericidir.	It is difficult or painful for him to swallow.

34. TÜRKÇE-İNGILIZCE ALFABETIK SIRALAMA
TURKISH-ENGLISH ALPHABETICAL INDEX

A	
abse	abscess
acil cerrahî yardımı	emergency surgery
acil doğum kontrol hapı	emergency contraception
acil durumda temasa	emergency contact
acil hekimi	resuscitationist
acil pediatrik bakım	emergency pediatrics
acil tanı ve tedavi merkezi	emergency diagnostic & Therapeutic Centre (EDTC)
acil yardım bölümü	emergency department
acı çekmek, acımak	feel pain
açık mavi	blue
acırga/ yabanturpu	horseradish
acısız, ağrısız	painless
adı soyadı	full name
adaçayı	salvia
adenom, lenf bezlerinin	adenoma
adenopati	adenopathy
adet	menstruation, period

adet ağrısı kesici	menstrual pain-killers
adet döngüsü	menstrual cycle; menstruation
adet düzensizlik	menstrual disorder
adet gecikmesi	delay of menstruation,
adet kanaması azlığı	hypomenorrhea
adet sancısı	menstrual cramps
adneksit	adnexitis
adrenalin	adrenalin
adres	address
aftöz ülser, ağız ülseri,	stomatitis, canker sore
afyon	opium
ağaç kabuğu	bark
ağar	agar-agar
ağır	heavy
ağır hasta	seriously ill
ağır yaralı	badly wounded
ağırlık	weight
ağırlık ölçümü, yükseklik	weight measurement
ağırlık, kilo	weight
ağız	mouth
ağız çalkalama ilacı	mouthrinse
ağız kuruluğu	dry mouth
ağızda acı tat	bitter taste
ağızda ekşilik	sour mouth
ağrı	pain
ağrıyan ağrı	dull pain
AGS multivalan aşısı	streptococcic multivalent
Ağustos	August
AIDS	AIDS Acquired immune
AIDS testi	AIDS test
aile geçmişi	family history
aile hekimi	family doctor

aile planlaması	Natural Family Planning
aile planlaması bölümü	Family Planning and
ak ağaçı/huş ağacı	betula/white birch
ak, beyaz	white
akapunktur tedavisi	have a course of acupuncture
akasya, keçiboynuzu	acacia
akıl dişi	wisdom tooth
akıl zayıflığı, zeka geriliği;	idiocy, imbecility
akışkan yönetim	fluid infusion
aklüzyon	abocclusion, aclusion
akşınlık, abraşlık, albinizm	albinism
aktif karbon	activated carbon
akustik travma	acoustic trauma
akut meme yangısı	acute mastitis
akut miyokard infarktüs	acute myocardial infarction
akyuvarlar	white blood cell / leucocyte
akyuvarlar	white blood cells (WBC)
alanin aminotransferaz	ALT(GPT)
albümin	protein (PRO)
albüminler	albumen
alçı	plaster bed
alerji	allergy
alerji	allergy history
alerjik	allergic
alerjik hastalıklar ve	allergy & immunology
alerjik reaksiyon	allergic reaction, severe
alın	forehead
alın sinüslerinin iltihabı	frontal sinusitis, prosopantritis
alıştırma sancısı	premature labour
alışveriş yapmak	go shopping
alkol	alcohol
alkolik	alcoholism

alkolizm, alkol alışkanlığı	alcoholism
altıncı	sixth
altmış	sixty
alyuvarda ortalama	mean corpuscular hemoglobin
alyuvarda ortalama	mean corpuscular hemoglobin
alzaymer	alzheimer's disease
amberbaris, kadın	barberry; berberis
ambulans	ambulance
ameliyat bloku	operating room
ameliyat giysisi	operating coat
ameliyat masası	operating table
ameliyat ücreti	operation costs/surgery fees
ameliyatlar	operation
aminoasit 18AA	compound amino acid 18AA
aminoasitler	amino acid
amnezi, hafıza kaybı	amnesia
amniyotik sıvı	water; amniotic fluid
amonyak	ammonia
amonyum hidroksit	ammonium hydroxide
ana atardamar	aorta
anafilaktik şok	allergic shock; anaphylactic
analgin	analgin
analiz	analysis
anatoksin	toxoid, antitoxin
anatomi uzmanı	anatomist
anestezi aletleri	anesthesia machine
anestezi, narkoz	anesthesia, pain relief
anestezi, reanimasyon	anaesthesiology, ıntensive care
anestezik ekipman	anesthetic equipment
anfizem, ciğerlerde hava	emphysema, emphesyma
angina pektoris, göğüs	stenocardia, angina pectoris
ani bebek ölüm, beşik	SIDS (sudden infant death

anjin, boğaz iltihabı, boğak	quinsy, anjin
anjina	angina
anket	examine
anket doldurmak	fill in the questionnaire
anket sonuçları	results of the exam
anne sütü	breast milk
anoreksi, iştahsızlık	anorexia
anormal	abnormal
ansefalit	encephalitis
ansefalit aşısı	japanese encephalitis vaccine
antelmintik	anti-worm drug anthelmintic
anti-inflamatuar ilaç	anti-inflammatory medicine
antianjinal	antianginal
antiasit	antacid
antibiyotikler	antibiotic
antidepresan	antidepressant
antihistaminik	antihistamine
antikolesterol ilaç	lipid lowering
antikorlar	antibodies
antikorlar	antibody
antipirin, analgezin	analgesine, antipyrin
antiseptik	antiseptic
antioksidan	antioxygen
antiviral/virüs-önler	antiviral
antraks, şarbon hastalığı	anthrax
anüs	anus
apandisit	appendix
apandisit	appendicitis
apati, duyumsamazlık	apathy
apgar skoru	apgar score
APO monitör	ICU monitor
apofiz, kemiksel büyüme	apophysis

apse	abscess
Aralık	December
adet sancısı	menstrual pain / dysmenorrhea
areola	areola
aritmi, düzensiz kalp atışı	arrhythmia
aritmik	arrhythmia
art kafa	back of the head, occiput
arteryoskleroz, damar sertleşmesi	arteriosclerosis
asemptomatik	asymptomatic
asistan	Assistant
aşı	vaccine, shot
aşı	vaccine
aşılama	inoculating
aşırı yırtılma	excess tearing
aspir	Safflower
aspiratör	Suction/aspirator
astigmatizm	astigmatism
astım, nefes darlığı	asthma; reactive airway disease
atardamar	artery
ateş	fever
ateş	temperature
ateş ölçer	thermometer
ateşin düşmesi	low temperature
atipik zatürree	atypical pneumonia
avitaminoz	hypovitaminosis
avratotu, beladon	belladonna; deadly nightshade
avuç içi	palm
ay	this month
ay/üretim ayı	month/month of manufacture
ayak	leg
ayak	ankle

ayak	leg
ayak	foot
ayak bileği	sole
ayak eklemleri	ankle joint
ayak kemikleri	foot bones
ayak parmakları	toe
ayak parmakları kemiği	phalanx; knuckle joint
ayak-ayak bileği cerrahisi	foot & ankle surgery
ayakta tedavi	ambulatory treatment
az	few
azalar	limbs
azı dişi	molar tooth

B

bacak	cnemis; leg; lower leg
bacaklarda şişme	swelling of the legs
bacillus galmette-guérin	BCG vaccine, anti-tuberculosis
bademcik	tonsilis
bağ	ligament
bağ, bağdoku, kiriş	ligament, arch
bağımlılık	addiction
bağırsak cerrahi	enterochirurgia department
bağırsak kisti	enterocyst, intestinal cyst
bağırsak kurdu, şerit, tenya	tapeworm
bağırsak tıkanması	intestinal obstruction
bağlama pensesi	dressing forceps
bakteriler	bacteria
bakterili, mikroplu	bacterial
bakteriyologik analiz	bacterial examination
bakteryoloji uzmanı	bacteriologist
baldır	calf
baldır kemiği, Kamış	fibula
balgam üreten öksürük	wet cough, productive cough

balneolog, çamurla tedavi	balneologist
balneoloji (çamurla tedavi)	balneology
bandaj, bağ	bandage
banotu	henbane seed
bant	fascia, bandage
banyo yapmak	bathing
baş ağrısı	headache
baş ağrısı	headache
baş ağrısı	headache
baş dönmesi	dizzy
baş dönmesi	dizziness
baş dönmesi	dizziness
baş dönmesi	dizziness
baş hekim	head of department / medical
baş hemşire	nurse, head/charge
basur/hemoroit	hemorrhoids
batı ilaçları	western drugs
batı nil virüsü	west nile virus
battaniye	blanket
bayanlar tuvaleti	toilet for woman
bayılma	syncope
bayılma	syncope
bayılmak	lose consciousness
bayılmak	loss of consciousness/syncope
bazofiller	basophils (baso)
bebeğin hareketleri	movement (of baby)
bebek	baby/infant
bekleme odası	waiting area
bel	lumbus
bel ağrısı	back pain / lumbago
bel omurları	lumbar vertebra
bel ponksiyonu	lumbar puncture

belfıtığı	spinal disc herniation
belirli miktar	quantity prescribed
belkemiği hastalıklar	spine diseases
belkemiği, omurga	spine
bell palsisi	bell's palsy
belsem, pelesenk	balsam / face cream
belsoğukluğu	gonorrhea
ben	mole, birthmark
ben	I
benç/belladonna	henbane
bergamot ağacı	bergamot
beşinci	fifth
beyaz kan hücreleri	white blood cell / leucocyte
beyin cerrahisi	neuroradiology
beyin cerrahisi bölümü	neurosurgery
beyin cerrahı doktoru	neurosurgeon
beyin inmesi	insult; apoplexy
beyin kanaması	brain hemorrhage
beyin	brain
bezi	diaper
bifidobakteriyum	bifidobacterium
bilek	wrist
bilek eklemi	wrist joint; radiocarpal joint
bilinç kaybı	lose consciousness
bilirubin	bilirubin (BIL)
biliyer diskinezi, safra	biliary dyskinesia
bin	one thousand
biopsi	biopsy
biparyetal kafa boyutu	BPD (biparietal diameter)
bipolar bozukluk	bipolar disorder
bireysel terapi	individualized treatment
birinci	first

bit	head lice, lice infestation;
bitki çayı yapmak	to make herbal tea
bitkiler	herbs
biyokimya laboratuvarı	biochemistry Lab
biyolojik numunenin	examination of biological
biz	we
böbrek	kidney
böbrek düşüklüğü,	nephroptosis/movable kidney
böbrek nakli	kidney transplantation
böbrek taşı	kidney stone, renal calculus
böbrek üstü bezi	suprarenal capsule, adrenal
böbrek yetmezilği	nephratonia, renal disease
böbrek, üreter, mesane	B ultrasonic for
böbreküstü bezi hastalığı,	adrenal dysfunction;
boğaz	throat
boğaz ağrısı	sore throat
boğmaca	pertussis; hundred-day cough
boğmaca	pertussis, hundred-day cough
boğulmak	drowning
böğür	waist
bol idrar çıkarma	copious urination
bol ve sık adet görme	heavy periods, hypermenorrhea
bölüm	hospital department
bölüm	disciplines (clinical)
bölüm /blok	department/division/unit
botulism, gıda zehirlenme	botulism; allantiasis; midland
boyun	neck
boyun kaslarının iltihabı	trachelomyitis
boyun omuriliği	neck bone, cervical vertebra
bradikardi/ kalbin	bradycardia / low heart rate
bronkiyal astım	bronchial asthma
bronkodilatatör	bronchodilator

bronkoskop	bronchofiberscope
bronşit	bronchitis
bronşlar	bronchus
bronşların spazm	bronchospasm
bu yıl	this year
bugün	today
bulanık görme	blurred vision
bulantı	nausea
bulaşıcı hastalıklar ve aşılar	infectious disease and
bulimia, doymama	bulimia
bunaklık, demans	dementia
burkmak, burkulmak	wrench; sprain, dislocation
burun	nose
burun bölmesinin bir kavis	asch's operation
burundan kan gelmesi	nosebleed
büyük parmak	thumb
büyüme grafiği	growth charts
buz kesesi	instant cold pack
buzlu paket	ice bag
C	
candidiasis	thrush, candidiasis
cansız, olü	dead / lifeless
cerrah	surgeon
cerrahi örtü	surgical drape
ceviz	walnut seed
chiba achillea	milfoil; nose-bleed
ciddi durumlar	acute conditions
ciğerler	lung
cihazlar, aygıtlar, teçhizat	medical equipment
cilt testi	Skin-test
cinsiyet	gender
Cuma	Friday

Cumartesi	Saturday
cüzam, miskin hastalığı,	leprosy

Ç

çalışmaya devam etmek	can keep on working
çam poleni	pine pollen
çamaşır yıkamak	wash clothes
çarşaf	sheet
Çarşamba	Wednesday
çay	tea
çay ağacı	tea tree, camellia sinensis
çene	jaw
çıban	furuncle of nose
çıkış özeti	discharge epicrisis
çıkışta diagnoz	discharge diagnosis
çıkışta diagnoz	diagnosis at discharge
çıkışta doktor tavsiyesi	prescription at discharge
çıkışta sağlık durumu	health at discharge
çıtırtı	snap
çıtırtı sesi	crepitus, crunch
çiçek	flower; blossoms
çiçek aşısı	bovine vaccine, smallpox
çiçek hastalık karşı aşısı	variolovaccine
çift görme	double vision
çim, bitki, ot	herb/plant
çin bitkisel ilaçlar	chinese herbal medicinal
çin ilaçları	proprietary chinese medicine
çingülü	coffon rose, hibiscus leaf
çinko	zinc gluconate
çintarçını	cassia seed
çişini tutmak	control urination
çocuk felci	infantile cerebral paralysis
çocuk felci	infantile paralysis, poliomyelitis

çocuklar için iğne odası	injection room for children
çok	a lot
çok fazla	too

D

D vitamini eksikliği	vitamin D deficiency
daha çok hareket	more movement
daha iyi	better
dahiliye bölümü	internal medicine department
dal	stem
dalak	spleen
dalak kisti	cysts in the spleen
dalak yırtılması	lacerated spleen, ruptured
dalbergia	rosewood, dalbergia wood
damar	vein
damar büzülmesi, beyin	vasoconstriction
damar cerrahisi bölümü	vascular surgery department
damar diagnostiği laboratuvarı	vascular diagnostic laboratory
damar içine enjeksiyon	intravenous injection
damarlar	veins
damla	drops
damla monitör	ınfusion drip monitor
danışma	reception/admission
danışma	medical records office
danışma ve tanı merkezi	diagnostic and counseling
danışman hekim	consultant, referring physician
defibrilatör	defibrillator
demir	ferrum
demir kompleksi	ıron dextran, dextriferron
deneme aşısı	trial vaccine
depresyon	depression
depresyon	depression,

derece	thermometer
derece/ateş ölçer	clinical thermometer
deri	skin
deri altına enjeksiyon	hypodermic injection
deri yangısı	intertrigo
deri, cilt	skin
deri, saçlar, tırnak sağlığı	skin, hair and nails health
dermatit, deri /cilt iltihabı	dermatitis
dermatolog	dermatologist
dermatoloji	dermatology
devamlı nezle(kronik nezle)	continuous cold
diagnoz-tanılama	diagnosis
difteri	diphtheria
difteri aşısı	DT, tetanus and diphtheria
difteri, kuşpalazı	diphtheria; Syriac ulcer
difteri, tetanoz aşısı (DTa)	diphtheria tetanus vaccine
difteriye karşı aşısı	antidiphtheric serum
dikkatli olmak	be very careful
dil	tongue
dil basacağı (spatula)	tongue depressor (spatula)
dil diagnostik	tongue diagnosis
dinleme	auscultation
dinlenme	complete rest
dirsek	elbow
dirsek eklemleri	elbow joint
diş ağrısı	tooth pain
diş beyazlatma	teeth whitening
diş bölümü	dentistry
diş çekimi	to extract a tooth
diş çürümesi, yenirce	caries, tooth decay
diş dolgu malzemesi	filling material
diş dolgusu	to fill a tooth (cavity)

diş eti	gums
diş eti	gums
diş eti kanaması	gum bleeding
diş fırçası	tooth-brush
diş hekimi	dentist
diş implantasyonu	dental implantation
diş ipi	dental floss
diş kökü	root of tooth
diş macunu	tooth-paste
diş minesi	tooth enamel
diş protezi	put in a false tooth; crown a
diş takmak	drill
diş taşı	dental plaque / tartar
diş tedavisi	dental treatment
diş teli	orthodontic braces
dişbudak ağaç kabuğu	ash bark
dişeti apsesi	gum-boil, dental periostitis
dişetinin iltihabı	pericoronitis
disfazi, konuşma ve idrak	dysphasia
dişler	teeth
dismenore, ağrılı adet	dysmenorrhea, painful
diyabet ve endokrin	diabetes & endocrine centre
diyafram	diaphragm
diyatez	diathesis
diyetisyen	dietician
diz	knee
diz	knee
diz eklemleri	knee-joint
diz kapağı	patella; kneecap
dizanteri, kanlı basur	dysentery
dizenteri, ishal	dysentery; diarrhoea
dış sağlığı	teeth health

dışkı analizi	stool test
dışkı parazit yumurtalar	stool ova & parasites test
dışkı tutmak	control stools
dışkıda kan	blood stool
doğum bölümü	obstetrical ward
doğum evi	maternity hospital
doğum lekesi	birthmark
doğum önce sancısı	contractions (labor pains)
doğum sancısı	labour pains
doğum sonrası	postpartum
doğum sonrası depresyonu	postpartum depression
doğum tarihi	date of birth
doğum travması	birth trauma, birth injury
doğum yapılacak tarih	due date
doksan	ninety
doktor	physician
doktor	doctor
doktor kabini	consulting room
doktorlar	list of physicians
dokunmak acı veriyor	hurt while touching
döküntü	rash
dokuzuncu	ninth
döl yolu, vajen	vagina
dolap	dressing room
dölüt	fetus
dolgu yaptırmak	fill a cavity
dölyatağı	placenta
donma	cold injury; congelation
dönmek	turn/turn around
dopler	doppler
dördüncü	fourth
doz	dose

dozaj formu	dosage form
DPTa, difteri, tetanoz	diphteria and tetanus toxoids
DPTa, difteri, tetanoz	DPT vaccine
dren/boşaltma borusu	drainage tube
drotaverin	drotaverine
DTaP5-IPV-Hib-HepB	hexavalent vaccine
dudak	lip
dün	yesterday
durmak	stand
düşme	fall
düşük ateş	hypothermia
düşük tansiyon	hypotension, low blood
düşük tansiyon	low pressure
düşük tansiyon,	hypotension
düşük tehlikesi	threatened miscarriage
düşük yapmak, kürtaj	abort; have an abortion
duygusal istikrarsızlık	emotional instability, mood
düz bağırsak	rectum
düzenli kontrole gelmek	come for periodical check-ups
düzensiz ritm	irregular rhythm/arrhythmia
E	
ebe doğum hekimi, lavta	midwife; accoucheuse
ebe hekimliği	obstetrics
ebelik	midwifery; obstetrics
ebola virüs hastalığı	ebola haemorrhagic fever
eczacı	pharmacist
eczacı	pharmacist
eczane	chemist, drug-store, pharmacy
ek kontroller	auxiliary check
ek simptomlar	associated symptoms
Ekim	October
eklem iltihabı, artrit	arthritis

eklem katılaşması,	acampsia, ankylosis of jaw
eklemler	articulations; joints
eklemler ağrısı	joint pain
ekstrakorporeal dölleme	in vitro fertilization centre
ektopik gebelik, dış gebelik	tubal pregnancy, extrauterine
ekzema	eczema
el	hand
el feneri	penlight
el ile muayene	palpation
el parmakları	finger
el parmakları	fingers
el titremesi	tremor of hands
elastik bandaj	elastic bandage
elastik bant	rubber band
elastik bant	elastic bandage; elastoplast
eldiven	rubber glove
elektrik çarpması	electric shock
elektrik tekerlekli sandalye	wheelchair (electric)
elektriklş fener	flashlight
elektroensefalografi	electroencephalography
elektrokardiografi	electrocardiograph
elektrokardiogram	electrocardiogram
elektrokardiogram	electrocardiogram
elektrokardiostimulatör	electric cardiostimulator
elli	fifty
elmacık kemiği	cheek bone
embriyo	embryo
empotens, cinsel güçsüzlük	sexual impotence
emzirilen bebek, süt	breastfed child
emzirme danışmanı	lactation consultant
emzirmek	breastfeed
emzirmek	breastfeeding

endokrinolog	endocrinologist
endokrinoloji	endocrinology
endometriyal polip	endometrial polyp
endometriyoz	endometriosis
endoskopi	endoscopy
endoskopi merkezi	endoscopy centre
enerji seviyesi	energy level
enfeksiyon bölümü	infectious diseases
engelli tuvaleti	disabled only
enjeksiyon	injection
enjeksiyon	injecting
ense	neck
enterobiyazis	enterobiasis; oxyuria
enurezi, idrar tutamama	enuresis, urinary incontinence
eozinofiller	eosinoblast
epidemiolog	epidemiologist
epididim iltihabı	epididymitis, inflammation of
epidural analjezi	epidural pain relief
epilepsi	epilepsy
epilepsi	epilepsy
epilepsi	epilepsy
epiploit, vulva iltihabı	epiploitis; vulvitis
epistaksis, burun kanaması	nosebleed, epistaxis
epizyotomi	episiotomy
epulis, dişetinin lifli tümörü	epulis; gingival tumor
erbezi, testis	testis
ereksiyon, dikilme, intaz	erection
eritrositler	erythrocyte, red blood cell
erkeğin cinsel iktidar	low sexual vigor
erkek /bayan	male/female
erkek cinsel organı	penis
erkek cinsel organları	male reproductive system

erkek çocuk	boy
erkekler tuvaleti	toilet for man
erken doğum	premature birth, miscarriage
erken doğum, düşük	premature labour, early
esas vücut sıcaklığı	basal body temperature
etanol, alkol	ethanol
ev işleri yapmak	do household chores
evlilik geçmişi	history of marriage and
Eylül	September
ezofogaskop	esophagoscope

F

faal, aktif	active
fallop borusu	fallopian tube
farenjit, yutak iltihabı	pharyngitis
fasiyal sinir	facial nerve
faydali fiiller	useful verbs
faydalı sıfatlar	useful adjectives
faydalı sözler	useful words
felç	paralysis
felç, beyin kanaması	blood-stroke, apoplexy
felç, felçli olmak	paralysis
fesleğen, bazilik	basil
fizik tedaviden geçmek	get physiotherapy treatment
fizyoterapi	physical therapy, PT
fizyoterapist	physiotherapist
fizyterapi bölümü	physiotherapy
fobi, korku	phobia
folik asit	folic acid
frengi, sifilis	syphilis
fundus çalışması	fundus examination
furonküloz	furunculosis

G

gaita	stool
gaitada kan	blood in stools
galoş	surgical boots, boot covers
galoş	boot covers
gamların iltihabı, jinjivit	gingivitis, ulitis
gastrit	gastritis
gastroenterit, mide ve	gastroenteritis
gastroenterolog	enterologist
gastroenteroloji	gastroenterology & hepatology
gastrofibroskop	gastrofiberscope
gastrointestinal tract sağlığı	digestive tract health
gastrolog	gastrologist
gastroskopi	gastroscopy
gebelik testi	home pregnancy test
geçen ay	last month
geçen hafta	last week
geçen yıl	last year
geçmiş hastalıklar	past history
geğirti	burp
gelecek ay	next month
gelecek hafta	next week
geliş tarihi	admission date
gematoloji bölümü	haematology
genel cerrahi	general surgery department
genel durum	overall health
genel idrar tahlili	general urine analysis
genel muayene	general check-up
genel muayene	physical exam
genel pratisyenler	general practitioner
genel terapi	general treatment
genişletici	dilator
gerilme izleri	stretch marks

germ hücreleri	germ cell
gerontolog	gerontologist
geyik otu kabuğu	shaggy-fruited dittany bark
gezginlerin sağlık ve	travelers' health & vaccination
girişte sağlık durumu	health at admission
girişteki tanılar	diagnosis at admission
giyinmek	put on clothes
giymek	dressing
gıdık	chin
gırtlak spazmı	throat closing, laryngospasm
glikoz	glucose (GLU)
glokoma	glaucoma; green cataract
göğüs	chest
göğüs /döş	chest
göğüs ağrısı	chest pain/thoracalgia
göğüs boşluğu drenaj	chest cavity drainage
göğüs cerrahi	chest surgery department
göğüs kafesi	breast
göğüs kafesi	chest
göğüs kafesi kasları	muscle, tendon
göğüs omurları	thoracic vertebra
gögüş pompası	Breast Pump
gögüş radyografisi,	mammography
göğüs röntgeni	chest X-ray
gögüş travması	chest trauma
göğüs, süt bezleri	breast, lacteal gland
gölgesiz lamba	shadowless lamp
gonartroz	gonarthrosis
gönüllüler odası	volunteers room
görme	sense of vision
görme bozukluğu	blurring, visual impairment
görme keskinliği tablosu	visual acuity chart

görme siniri	optic nerve /visual nerve
görüşme	inquiry
göz	eye
göz	eye
göz ağrısı	smarting eyes, eye pain
göz bebeği	pupil (of eye)
göz bozukluğu ölçümü	vision screening
göz bulanıklığı	see things in a blur
göz damlası	eye drops
göz damlası damlamak	instill eye drops
göz doktoru	ophthalmologist
göz kamaşması	ripples in the eyes
göz kapağı/blefaron	eyelid/blepharon
göz lekesi, göz bebeği	corneal clouding, aglia,
göz merceği	crystalline humor; lens
göz nezlesi, konjonktivit	conjunctivitis
göz sağlığı	eye`s health
göz tansiyonu ölçümü	intraocular pressure checks
göz yuvarlağı/göz küresi	eye ball/ eyebulb
gözden iris	iris (of an eye)
gözlerde ağrı	carvings in the eyes
gözlerini kapat	close eyes
gözlük	glasses
gözün ağrısı	thoracalgia, intercostal neuralgia
gözyaşı bezi	glandula lacrimalis,lacrimal
granüler beyaz kan	granularity
grip , salgın nezle,	flu, influenza
grip aşısı	influenza vaccine
grip salgını	flu epidemy
grip, epidemik grip	influenza, grip
grip, nezle	influenza
güçsüzlük	weakness

güneş çarpması	sunstroke
günlük yaşam aktiviteleri	IADLs (Instrumental Activities
gut, nikris, damla hastalığı	gout; podagra
güvenli, tehlikesiz	safe
H	
habitüel abortus, düşük	habitual abortion
hacamat	blood letting
haemophilus influenzae	haemophilus influenzae
haemophilus influenzae	haemophilus influenzae vaccine
hafıza	memory
hafta	this week
hallüsinasyon	hallucination
hamile olmak	get pregnant
hamilelik	pregnancy
hanımeli, lonicera	honeysuckle flower
hapşırmak	sneezing
hareket etme	do not move
hareket ettirmek ağrıtıyor	hurt while moving
hasta	patient
hasta olmak	be sick
hasta yatış numarası	admission number(AD)
hastalık geçmişi	history
hastalıktan sonra	complication
hastane	hospital departments
hastaneden çıkış	discharge (from a hospital)
hastaneden çıkış belgesi	hospital discharge record
hastaneden çıkış belgesi	hospital discharge certificate
hastaneye yatmak	had to be hospitalized
havlu	towel
Haziran	June
hazım zorluğu	indigestion
hazımsızlık, indijesyon	indigestion

heksavaksen, (dtap-hib-	hexavaccine
hematokrit	hematocrite
hematolog	haematologist
hematoloji laboratuvarı	haematology lab
hematüri, idrarda kan	hematuria
hemofilus influenza tıp b	haemophilus influenzae typeB
hemoglobin	hemoglobin
hemoroid, basur	hemorrhoids
hemostat	hemostatic forceps
hemostatik	tourniquet
hemşire	nurse
hepatit	hepatitis
hepatit (A, B, C)	Hepatitis (Type A, Type B,
hepatit , karaciğer iltihap	hepatitis
hepatit A aşısı	hepatitis A vaccine
hepatit A attenüe canlı aşısı	live attenuated hepatitis A
hepatit B aşısı	hepatitis B vaccine
hepatit B yüzey antikoru	HBsAg
hepatit C antikor	Anti-HCV
herdem taze çiçeği	immortelle /Chrysanthemum
herpes	agria, herpes
herpes zoster hastalığı,	herpes zoster, zona
HIB, hemofilus influenza	haemophilus influenzae type B
hidrojen peroksit çözeltisi	hydrogen peroxide solution
hiper basınç odası	hyperbaric oxygen chamber
hiper tiroid hastalığı	graves' disease; exophthalmic
hipertiroidzm, tiroit	hyperthyroidism
hipervitaminoz	hypervitaminosis
hipokondri	hypochondria
hipotansif madde; basıncın	antihypertensive drug
hipotiroidizm, tiroid	hypothyroidism
HIV antikor	Anti-HIV

HİV virusu (İnsan immün	HIV human immunodeficiency
hizmet, servis	service
hıçkırık	belch; hiccup
hızlı	fast
hormon replasman tedavisi	hormonal replacement therapy
hormonlar	hormones
hormonlar	hormones
İ	
ibuprofen	ibuprofen
iç hastalıklar	general medicine
iç ve üst solunum yolları	respiratory tract health
idame tedavisi	supportive treatment
idrar azalması	hypouresis, scanty urination
idrar çıkarma	urination
idrar gecikmesi	uroschesis, urine retention
idrar kesesi	(urinary) bladder
idrar kesesi iltihabı	blennocystitis
idrar tahlili	urine test
idrar tahlili	urine test
idrar tutamama	urine incontinence
idrar yaparken yanma hissi	burning with urination,
idrar yolu	ureter
idrar yolu ,üretra	urethra
idrar yolu enfeksiyonu	urinary tract infections
idrara çıkartamama, anüri	anuria, urine retention
idrarda kan	blood in urine,
idrardaki artış	diuresis
idrarını tutamama	urine incontinence
iğçik	fibre
iğne	needle
iğne kelepçe	needle forceps (holder)
iğneler	injections

iki yüz	two hundred
ikili görmek	double vision
ikinci	second
ikiz gebelik	twin pregnancy
ilaç adı	drug name
ilaç alımı kontrol etmek	managing medications
ilaçın içerik maddesi	unique ingredient
ilacın tek belirleyıcı	unique drug identifying code
ilaçlar	medicines/drugs
ilk tanı	initial diagnosis
ilk yardım	emergency treatment
ilkdışki, mekonium	meconium
ilkel refleksi	primitive reflexes
iltihabı	urethritis
iltihaplı romatizma	rheumatoid arthritis
immun yetmezliği	decrease in immunity
immünoglobulin	immunoglobulin
implant	medical implants
implant	implant
implant diş	dental implantation
imza	signature
ince bağırsak	small intestines
incinme	bruise; contuse; fall wounded
inflamatuvar barsak	inflammatory bowel disease
insan koryonik	human chorionic
insan papilloma virüs aşısı	HPV vaccine, Human Papilloma Virus
insulin	insulin
intörn	intern
intravenöz	intravenous, V
intravenöz piyelografi	intravenous pyelography
inula	inula flower

ipek ipliği	silk sutures
iş önlüğü	overalls
işaret parmağı	forefinger
işeme yanığı	burning with urination
ishal	diarrhea, alvine flux
ishal	diarrhea
ishal	diarrhea, diarrhea
işitme cihazı	hearing aid
iskemik kalp hastalığı	ischemic heart disease
ispirto	spirit; alcohol
iştah	appetite
iştah kaybı	loss of appetite
iştahsızlık	bad appetite
istemli abortus, kürtaj	artificial abortion, abort
isteri, peri hastalığı	hysteria
iyi	good
iyi hissetmek	feel good
iyileşme	convalescence, recovery
iyiye gitmek	feel better
iyot	iodine
iyot, tentürdiyot	iodine
ıkınmak	push

J

japon ensefalitisi canlı aşısı	japanese encephalitis live
jel	gel
jenerik ismi	generic name
jenital iltihap	genital herpes
jenital iltihap	genital herpes
jinekolog	gynecologist, gynaecologist
jinekoloji muayenesi	pelvic examination
jinekolojik muayene	gynecological exam
jinekolojik muayene	gynecologic examination

K	
kabakulak	parotitis
kabakulak	branks, parotitis
kabarcık	blister pack
kabız	constipation
kabızlık	constipation
kaburga	ribs
kadın sağlığı	women's health
kadın üreme sistemi	woman reproductive system
kadın-doğum/jinekoloji	gynaecology
kafa	head
kafa travması	skull trauma
kafa ve boyun organları	head and neck parts
kafatası	skull
kahverengi	brown
kalbin ultrasonu	heart color doppler ultrasound
kalça	hip
kalça eklemleri	hip joint, coxofemoral joint
kalıcı dişler	permanent tooth/adult tooth
kalın bağırsak	large intestine
kalın bağırsak kanseri	colorectal cancer (CRC)
kalkanbezi, tiroit bezi	thyroid gland
kalkmak	stand up
kalp	heart
kalp atımının hızlanması,	tachycardia / palpitations
kalp atışı	heartbeat
kalp çarpıntı	palpitation
kalp dispne	cardiac dyspnea
kalp hırıltısı	cardiac murmur
kalp pili	pacemaker
kalp ritmi	heart rate
kalp ve damar işlev	cardiovascular functional

kalp yetmezliği	cardiac distress, cardiac insufficiency
kalp-damar hastalıklar	cardiovascular diseases
kalpte ağrı	heartache
kalsiyum	calcium
kalsiyum D3	calcium D3
kalsiyum glükonat	calcium gluconate (D)
kalsiyum glükonat	galcium gluconate
kamfor	camphor
kamış	rattan, cane; creeper plant
kan	blood
kan basıncı ölçümü	blood pressure measurement
kan dolaşım bozuklukları	blood circulatory disorder
kan grubu	blood type
kan hücresi	blood cell
kan içeriği	blood count
kan kaybı	heavy bleeding
kan kültürü	blood culture
kan lekesi	spotting
kan nakli	blood transfusion
kan nakli seti	blood transfusion set
kan örneği almak için iğne	blood taking needle
kan tahlili	blood test
kanama	exsanguination; loss of blood
kandidiaz, pamukçuk	yeast infection, candidiasis,
kanepe	bed, couch
kanlı idrar	blood in urine, hematuria
kanser	cancer
kanser için tarama (nitelik)	tumor detection screening
kanser tedavisi kliniği	medical oncology clinic
kansız, anemik	anemic
kansızlık	anemia

kansızlık, anemi	anemia
kapoten	capoten
kapsüller	capsules
karaciğer	liver
karaciğer büyümesi,	hepatomegalia
karaciğer kanseri	hepatic cancer, liver cancer
karaciğer sirozu	cirrhosis
karbonhidrat	carbohydrate
kardiyolog	cardiologist
kardiyoloji bölümü	cardiology
kardiyoloji retraktörü	cardiosurgical retractor
kardiyoloji yoğun bakım	coronary care unit
kardiyopati, kalp hastalığı	heart disease, cardiopathy
kardiyopati, kalp hastalığı	cardiopathy; heart disease;
karın	abdomen
karın ağrısı	abdominal pain
karın ağrısı, kolik	colica cramp, mulligrubs
karın ponksiyonu seti	abdominocentesis set
karın şişmesi	flatulence, bloating
karın sıskası, karna su	ascites, abdominal dropsy
karın üzerine yatmak	lie down
karında ağırlık	heaviness in the stomach
kaş	eyebrow
kas gerilmesi	injury of the
kas içi enjeksiyon	intramuscular injection
kas iltihabı, miyozit	myositis
kas incinmesi	muscle pull; muscle sprain
kas zayıflığı	muscle weakness
kas-iskelet sistemi	musculoskeletal
kas, adele	muscle
kasık fıtığı	inguinal hernia
kasıkotu	hairyvein agrimony

kasılmalar	convulsions
Kasım	November
kasımpatı/krizantem	chrysanthemum flower
kaşıntı	pruritus
kaşıntı	scabies
kaslar	muscle
kaslar ve bağlar sağlığı	muscles and joints health
katarak	cataract, leukoma; walleye
kaval kemiği, incik kemiği	tibia; shin bone
kaygı bozukluğu	anxiety, anxiety disorder
kaynatmak	boil
kaza	accident
kaza	human injury, fatal accident
kediotu (tentür)	valerian tincture
kediotu	setwell
kegel alıştırmaları	kegel exercises
kekik	thyme; brotherwort
kellik, saç dökülmesi	baldness, alopecia
kemik	bone
kemik iliği	bone marrow
kemik iliği ponksiyonu seti	bone marrow puncture set
kemik kırılması	(bone) fracture
kemik, iskelet	bone
kemoterapi	chemotherapy room
kenevir tohumu	hemp seed
kepek	dandruff
keratoma, keratoz	keratoma; keratosis
kesici delici yarası	perforating wound
kesik	cut
kesik yarası	cut wound
kesip almak, amelyatla	amputate
keskin ağrı	acute pain

kesme, amputasyon	surgical amputation
kesmek için, kesmek	incise; section
keten tohumu	linseed
keton cisimler	ketone bodies (ket)
kılcal damarlar	capillaries
kilo değişikliği	weight change
kimyon	carum
kinesiotherapy	kinesiotherapy
kiriş, sinir, tendon	tendon
kirpik	eyelashes
kişilik bozukluğu	personality disorder
kişisel geçmiş	personal history
kıç	bottom
kılcal damar	blood vessel
kılkurdu, askarit	pinworm; seat worm
kırık	fracture
kırk	forty
kırlangıçotu	celandine
kırmızı	red
kırmızılık	redness
kısırlık	sterility
kız çocuk	girl
kızamık	measles
kızamık	german measles, roseola
kızamıkçık	epidemic roseola
kızıl aşısı/ AGS aşısı	scarlatinal combined vaccine
klamidya enfeksiyonu	chlamydial infection
klinik, dispanser	clinical
klinik, özel hastane	clinic
klizma, lavman	clysterize
klorheksidin	chlorhexidine
kobamamid	cobamamide

kök	root
koku	smell
kol	arm
kolay	easily
kolera	cholera
kolesistit, safra kesesi	cholecystitis
kolesterol	cholesterol
kolit, kolonun tahrişi	colitis
kolonoskop	sigmoidoscope
kolostrum	colostrum
kolostrum	colostrum, foremilk
kolposkop	electronic colposcope
kolposkopi	colposcopy
koltuk altı	armpit
koltuk değneği	crutches
koma	coma
koma	coma
kombinasyon terapisi	combination therapy
komidin	bedside table
konsültasyon	consultation
kasın kasılması testi	contraction stress test (CST)
kontrast madde	barium or iodine contrast
kontrol	exam/check-up
köpek üzümü	black nightshade
köpekdişi	canine tooth
köprü	dental crown
köprü yaptırmak	place a crown
körlük	ablepsia; blindness
kornea iltihabı, keratit	keratitis, corneitis
kötu	bad
kötü hafıza	bad memory
kötü hissetmek	feel bad

kötüye gitmek	feel worse
krem	cream
kronik	chronic
kronik bronşit	chronical bronchitis
kronik bronşit	chronic bronchitis
kronik gastrit	chronic gastritis
kronik hastalıklar	chronic diseases
kronik kalp kası iltihabı	chronic myocarditis
kronik nezle	chronic rhinitis
kronik obstrüktif akciğer	chronic obstructive pulmonary
kronik piyelonefrit	chronic pyelonephritis
kroton	chinese castor-oil plant, croton
küçük parmak	little finger
kuduz aşısı	rabies vaccine
kuduz, hidrofob	hydrophobia, canine madness
kulak	ear
kulak ağrısı	earache
kulak burun boğaz doktoru	ENT specialist
kulak çınlaması	ringing in ears
kulak çubuğu	cotton swabs
kulak çubuğu,pamuk	cotton stick (ball)
kültür dolabı/ inkübatör	incubator
kuluçka makinesi	incubator
kumar bağımlılığı	gambling addiction
kurşun yarası	bullet wound
kuru maya	dried yeast
kuru öksürük, balgamsız	dry cough, non-productive
kuş gribi	human avian influenza; human
kuşkonmaz	asparagus root
kuşkonmaz	common asparagus
kusma	vomiting
küvet	basin

kuyruk sokumu kemiği	sacrum, resurrection bone
kuyruksokumu	coccyx

L

laboratuvar	laboratory
laboratuar araştırmaları	lab tests
laboratuvar deney rapor	laboratory test report
laboratuvar sonuçları	laboratory test result
laboratuvar testleri	laboratory tests
laboratuvar testleri	laboratory tests
laktuloz	lactulose
laparoskop	laparoscope
larenjit, gırtlak iltihabı	laryngitis
lastik	splint
lavman	enema
lazer görme düzeltimi	LASIK Centre
leğen kemiği	hip bone
leğen, havsala	pelvis
lenf bezi büyümesi	adenoidal hypertrophy
lenf bezisi	lymph node
lenf bezleri	adenoids
lenf bezlerinin iltihabı,	adenositis; adenitis
lenf, akkan	lymph
lenfositler	lymphocytes (lymph)
leukogram	leukogram
ligament burkulma	desmectasis, ligament sprain
litotrit	lithotrite
ligament/eklemler	ligament/joints injury
lokal	topical (TOP)
lökoderma, beyaz lekeler	vitiligo, leukoderma
lökore, kadınlarda olan	leucorrhoea
lomber ponksiyon seti	lumbar puncture set
lösemi	leukemia, anemia

losyon	medicine in liquid form/lotion
losyon	bottled medicine
M	
makas	scissors
malarya, sıtma	malaria, vernal fever
malta humması, bruselloz	brucellosis, malta fever
mamografi	mammography
manolya	magnolia
mantar	fungus
mantar	fungus
mantar ağacı kabuğu	amur cork-tree bark
mantara karşı	fungicidal
manyetik rezonans	MRI room
marka adı	brand name
Mart	March
masaj	massage treatment
masaj koltuğu	massage table
maske	mask
mastit, meme iltihabı	mastitis; breast inflammation
mastopati, göğüs hastalığı	mastopathy; mastosis
mavi	blue
Mayıs	May
medeni hali	marital status
melanom	melanoma
melekotu	angelica root
meme başı	nipple
meme bezlerinin ultrasonu	B ultrasonic for breast
meme cerrahisi	breast surgery
meme kanseri,göğüs	breast cancer
meme pompası	breast pump
meme röntgeni	X-ray Mammary Machine
menenjit	meningitis

meningokok	meningococcus
menopoz	menopause
menopoz	menopause/andropause
menstruasyon müddetinin	menostaxis
menstrüel bozukluklar	menstrual disorder
menstrüel durması	to stop menstruating (as a result of pregnancy, menopause)
mentol	menthol
merdiven den yukarı	go up and down the stairs
merhem	ointment, balm
merkezi sinir sistemi	central nervous system diseases
mesane kanseri	bladder cancer
mesane taşı	bladder stone
meslek	occupation
Metisilin Dirençli Staphylococcus aureus (MRSA)	MRSA, Hospital Bug, methicillin-resistant Staphylococcus aureus
meyankökü	liquorice, licorice root
meyve	fruit
mide	stomach
mide bulantısı	nausea
mide bulantısı, kusma	nausea, vomiting
mide ekşimesi	heartburn
mide iltihabı, gastroenterit	gastroenteritis
mide pompası	gastric tube
mide ülseri	gastric ulcer
mide ve bağırsak iltihabı	spencer's disease; intestinal
mide yıkama sonda	lavage tube
mide, karın	abdomen
migren	migraine
mikro cerrahi	microsurgery
mikrobiyoloji labaratuarı	microbiology lab

mikrobiyolojist	microbiologist
mikroskop	biological microscope
mikroskop	microscope
milyon	million
mine erozyonu	dental enamel erosion
mini-pompa	micropump
miyokard enfarktüsü	myocardial infarction
miyokard iskemisi	myocardial ischemia
miyokardozis,	myocardosis; cardiomyopathy
miyom	uterine myoma, uterine leiomyoma, metrofibroma
miyop, uzağı iyi görememe	nearsightedness, myopia
mobil bilgisayarlı tomografi	mobile CT system
moğol dağ kekiği	mongolian thyme
monositler	monocytes (MONO)
mor	purple
morg	mortuary
morluk	bruise, injury
muayene / inceleme	to examine
muayene yöntemleri	techniques of physical
multipl skleroz	multiple sclerosis
multivitamin	multivitamin

N

N.meningitidis aşısı	meningococcal vaccine, cerebrospinal meningitis
nabız	pulse
nabız diyagnostik	pulse diagnostics
nabız ölçmek	feel the pulse
nadir işeme	rare urination
nadiren	rarely
nane	mint
nar	pomegranate

narkozcu, anestezist	anesthesiologist
nazal septum deviasyonu	crooked septum, deviated
nefes alamama	suffocate
nefes alıp vermek	breathing
nefes almak	ınspiration
nefes kısalığı	shortness of breath
nefes vermek	breathing out expiration
nefraloji bölümü	nephrology
nefrolog	nephrologist
nefroloji	renal medicine
negatif	Rh negative
neonatolog	neonatologist
nevralji, sinir ağrısı	neuralgia
nevroz, sinir bozukluğu	neurosis
nevüs, hemanjiyom	spider nevus, stellar nevus
nezle	runny nose
nezle	cold, running nose
nisaiye, kadın hastalıkları,	gynecology
Nisan	April
nitrogliserin	nitroglycerin
normal doğum	normal delivery
nörodermatit	neurodermatitis
nörolojist	neurologist
norvalk virüsü	norwalk virus
nötrofiller	neutrophils
NSAID, steroid olmayan	nonsteroidal anti-inflammatory
nüks	relapse
O	
o	he
o	she
obstetrisyen, doğum	obstetrician
Ocak	January

odunsu	costus root
ofis	office
oftalmoloji	ophthalmology
oftalmoloji bölümü	otorhinolaryngology /ENT
oftalmoskop	ophthalmoscope
oksijen tüpü	oxygen tube (cylinder)
oligüri	oliguria, poor urination
oligüri, yetersiz idrara	oliguria, poor urination
omurga	spine
omurga travması	back injury
omurilik	spinal cord
omurlar	vertebra
omuz eklemleri	shoulder joint
omuzlar	Shoulder
on bir	eleven
oniki	twelve
oniki parmak barsağı ülser	duodenal ulcer
onikomikoz, tırnakların	onychomycosis, nail fungus
onkolog	oncologist
onkoloji bölümü	oncology
onlar	they
onuncu	tenth
optik atrofi	optic atrophy
oral kontraseptif	oral contraceptive
oral kontraseptif	oral contraceptive
oral polio virüsü aşısı	oral polio vaccine, live oral
organ	tissue transfer/transplant
organlar ve vücudun	organs and body parts
orta parmak	middle finger
ortalama eritrosit hacmi	average erythrocyte volume
ortalama trombosit	the average platelet count
ortodontist	orthodontist

ortoped	orthopedist
ortopedi bölümü	orthopaedic surgery
ortopedi bölümü	orthopaedics
ortopedik rehabilitasyon	orthopaedics rehabilitation
ortopedik travma	trauma service
osteoartrit	osteoarthritis; oesteoarthritis
osteokondrozis	osteochondrosis
osteoporoz	osteoporosis
osteoporoz	osteoporosis
otomatik kan hücresi analiz	automatic blood cell analyzer
otomatik tonometre	automatic blood pressure
otopsi bölüm	morbid anatomy department
otoskop	otoscope
otur	sit down
oturmak	sit
otuz	thirty
oynak iltihabı	arthroses, osteoarthrosis
oynak, oynar eklem	joint

Ö

öd kesesi	gall bladder
ödem, edema, su	oedema, hypostasis
öfke nöbeti, sınır krizi	temper tantrum
ökçe kirişi	achilles tendon
ökseotu	colored mistletoe herb
öksürük	cough
öksürükotu	tussilago
ön dişler	incisor
önleyici tedavi	preventive treatment
ördek	bedpan
ördek	bedpan
özgül ağırlık	specific weight (SG)

P

palpasyon	palpation
palyatif tedavi	palliative care
palyatif tıp bölümü	palliative medicine
pamuk	gossypium, cotton
pamuk atı	male fern rhizome
pamukçuk, aftöz stomatit	thrush; mycotic stomatitis
panik atak	panic attack
pankreas	pancreas
pankreas	pancreas
pankreas iltihabı	inflammation of the pancreas/pancreatitis
pankreas iltihabıdır	pancreatitis
pankreatin/sindirici ilaç	pancreatine
pansuman malzemesi	dressing
pantenol	panthenol
panzehir	antidote
parasetamol	paracetamol
parazit	parasite
parlak yeşil, zelenka	brilliant green, green antiseptic
patlak yarası	puncture wound
patoloji bölümü	pathology
patoloji uzmanı	pathologist
patolojik kesiti	pathological section
Pazar	Sunday
Pazartesi	Monday
pediatr	pediatrician
pediatri	outpatient department of
pediatri bölümü	pediatric unit
pelinotu	argy wormwood leaf
pembe	rosy
pembe	pink
pentavalan human-bovine	pentavalent vaccine

perikard	pericard
periodontal abse	periodontal abscess, lateral
periton diyalizi servisi	renal dialysis services
peritoneoskop	peritoneoscope
periyodontit, dişeti iltihabı	periodontitis (gum disorder)
Perşembe	Thursday
personel tuvaleti	staff toilet
pipet	dropper; pipet
pirasetam	nootropil, piracetam
pişik	diaper rush, chafing
pisuar	urodochium
piyelonefrit, böbrek ve	acute pyelonephritis
plantago	plantain seed
plasenta previa	placenta praevia/placental
plasenta ve membranların	mazischesis; retained placenta
plastik cerrahi	plastic surgery
plastik cerrahi	plastic surgeon
plevral ponksiyon seti	thoracentesis set
pnömokok	pneumococcus
pnömoni, zatüre	pneumonitis, lung fever
poliartrit	polyarthritis; amarthritis
polikliniği/ayakta tedavi	outpatient department;
poliklinik	polyclinic;
poliüri, idrar çokluğu	excessive urination
ponksiyon	medical puncture to extract
portatif işitme cihazı	portable hearing aid
potens azalma	low potency
pozitif	rh positive
pratiker	practician
pratiker doktor	medical apprentice
prednizolon	prednisolone
prenatal merkezi	prenatal centre

preoral, preoral	by mouth per oral (PO)
prezervatif	condom
profesör	professor
proje, obje	projects
proktoskop	proctoscope
prostat adenoma	prostatic adenoma
prostat kanseri	prostate cancer
prostat salgısı	prostatic fluid
prostat spesifik antijen,	PSA prostate antigen
prostat-özgül antijen	PSA prostate specific antigen
prostat, kestanecik	prostate
prostatit, kestanecik	prostatitis
protein	protein
protez	artificial limb prosthesis
protez yaptırmak	dental prosthetics
psikiyatrist	psychiatrist
psikolog	psychologist
psikoloji bölümü	psychiatric department
psikoz, ruhsal denge	psychosis, mental disorder
pulmonoloji	pulmonology
R	
radikülit/sinir kökü iltihabı	radiculitis
radyasyon onkolojisi	radiation oncology
radyoterapi bölümü	radiotherapy
radyoterapi ekipmanları	radiotherapeutic equipment
rahatla	relax
rahim	uterus/womb
rahim ağzı kanseri	cervical cancer; cervix
rahim ağzı kanserini aşısı/	cervical cancer vaccine
rahim düşmesi, uterusun	metroptosis/uterine prolapse
rahim içi enfeksiyon	intrauterine infection
rahim kanseri teşhis testi	pap smear, papanicolaou test

rahim ultrasonu	b ultrasonic for adnexa uteri
rahmin delinmesi	break amniotic fluid/water (to
raşitizm	rickets; rachitis
rastgele	accidental
ravent	rhubarb
reaksiyon	reaction pH
reanimasyon	resuscitation room
reçete	prescription
reçete tarihi	date prescribed
reçete ve ilaçlar	prescription
reçete yazmak	prescribe
reçete yazmak	fill a prescription
reçete/formül	medical prescription / recipe /
reflü	GER, reflux
rehabilitasyon bölümü	PM&R
rejeneratif tıp	rehabilitation medicine
rektal muayene	rectal examination
rektal tüp	Rectal tube
rektum kanseri	rectal cancer, rectal carcinoma
renk	color (COL)
renk körlüğü	acritochromacy, colour-
renkli dopler ultrason	ultrasonic color doppler
retina dekolmani	retinal detachment, retinal
revmatoloji	rheumatology
Rh faktörü	RH Blood Type
rinit, alerjik nezlesi	allergic rhinitis
rinoskop	rhinoscope
romatizma	rheumatism
romatizma, yel	rheumatism
romatolog	rheumatologist
röntgen	X-ray machine
röntgen	R unit; X ray

röntgen aleti	X-ray machine
röntgen bölümü	X-ray department
röntgen çektirmek	X-ray examination
röntgen laborant	radiographer
rotavirüs	rotavirus
rotavirus aşısı	rotavirus gastroenteritis vaccine
ruh sağlığı ve davranışsal	mental health and behavioral
ruhsal bozukluk	psychological disorder
ruhsal travma	psychic trauma
S	
saat	time
sabah bulantısı	morning sickness
saç ektirme	surgical hair restoration
saçlar	hair
saçlar	head hair
safra taşı oluşumu,	cholelithiasis
safrakesesi alınması	gallbladder removal
safrakesesi taşı	gallstones
safran	saffron
sağ böbrek	right kidney
sağ/sol göz	right/left eye
sağlığın düzelmesi	recover health
sakinleş	calm down
salgın tifüs, lekelihumma	epidemic typhus
salı	tuesday
salıverme	discharge
saman nezlesi	pollen allergy
sandal ağacı	sandalwood
santimetre	ruler/tape measure
sapasağlam	safe and sound
saponin aşısı	saponin vaccine
sargı bezi	tourniquet, garrot

sargı bezi/bandaj	bandage
sarı	yellow
sarı humma	amarillic typhus, yellow fever
sarı papatya	chamomile
sarısabır/aloe	aloe vera
sarmaşık	japanese creeper stem
sayaç damla	drip
siyatik hastalığı; siyatik	sciatic neuralgia; sciatica
sedatif ilaç	sedative drug
sedef hastalığı	psoriasis
sedye	stretcher
sekizinci	eighth
seksen	eighty
selülit	cellulitis / orange peel
sen	you
sengstaken-blakemore tüpü	sengstaken-blakemore tube
septik şok	septic shock
septisemi	blood infection, sepsis
serebral felç	cerebral paralysis
serebral palsi, beyin felci	cerebral palsy
serebrovasküler hastalık	cerebral circulation disorder,
sertleşme bozukluğu,	erectile dysfunction (ED)
sertleşmesi	lumps/gelosis
serum askılıkları	Infusion support
servikal koteri	cervical cautery
serviko-vajinal yayma	cervical scraping smear
serviks erozyon	cervical erosion
ses telleri	vocal cords
seyrek idrar çıkarma	copious urination
seyrek idrara çıkma	rare urination
seyrek menstrüel	excess bleeding during periods
sezaryen ameliyatı	caesarian section

sıcak	hot
sıcak	hot
sıcak /soğuk hissetmek	heat/cold intolerance
sıcak su torbası	hot water bottle
sık idrara çıkma	frequent urination
sık işemek	frequent urination
sıksık	often
sırt	back
sırt ağrısı	back pain
sırt çantası, kanguru, sling	baby carrier/shoulder-cloth
sırt üstü yatmak	lie on back
sifiliz serolojisi	syphilis serology
sigara bırakmak	give up smoking
sigara içmek	smoking
sigorta	insurance provider
sigorta bilgileri	health insurance info
siğil, yumru	wart, verruca
sinameki	senna leaf (folium sennae)
sindirim sistemi	Digestive Disease Centre
sineşi	synechia
sinir hastalıkları bölümü	neurology
sinir sistemi	nervous system
sinirlenmek	to be nervous
sinirli olmak	be nervous
sinirlilik, asabiyet,	nervousness, hyperexcitability
sinüzit	sinusitis
sistit, mesane iltihabı	cystitis
sistoskopu	cystoscope
sivilce	acne
sivilce	acne, pimple
siyah	black
siyah beyaz mide ultrasonu	black and white B ultrasonic for

siyatik, siyatik siniri	sciatic nerve; nervus ischiadicus
siz	you
skalpel	scalpel
skolyoz, omurga eğriliği	scoliosis, spinal curvature
skuamöz hücreli karsinom	squamous cell carcinoma
smekta,bulantı karışımı	dioctahedral smectite
sodyum florür	sodium fluoride
soğuk	cold
soğuk algınlığı	cold/to catch cold
soğuk ter	cold sweat
sol böbrek	left kidney
solucanlanma, kurt	verminosis; helminthiasis;
soluk	pale
soluğu tıkanmak, asfiksi	asphyxia
solukluk	pallor
solunum cihazı/respirator	respirator
sonda	catheter
sorumlu hekim	doctor-in-charge
soyunmak (elbise)	take off a dress
spazm	spasm, convulsions
spermatozoit, erkek	sperm; spermatozoa
spiral CT tarayıcı	spiral CT Scanner
spiral, rahim içi araç	intrauterine device
spor hekimliği ve cerrahisi	sports medicine & surgery
standart / norm / şartname	standard / norm / specification
standart anket	routine examination
stenokardi	angina pectoris
stereotaktik radyocerrahi	SRS stereotactic radiosurgery
sterilizasyon ve	sterilization and disinfection
steroid	steroid
stetoskop	stethoscope
stres	stress

su çiçeği	chickenpox
su çiçeği	chicken pox
suda çözünen vitaminler	water- soluble vitamins
sukamışı polen	cattail pollen; pollen typhae
supozituar	suppository
suprastin	suprastin
suyun gelmesi	break amniotic water
sülfat demir	ferrous sulfate
sünnet	male circumcision
süt bezi kisti	galactoma, breast cyst
süt dişleri	deciduous tooth, milk
süt karışımı	formula milk
süt sağımak	pumping (breast milk)
süt tıkanıklık	plugged milk duct,
sütün durgunluğu	engorgement (of breasts)
Ş	
şahdamarı	jugular vein
şakak	temple
şakayık, beyaz şakayık	white peony
şaşılık	heterotropy, squinting; cross-
şeffaflık	transparency (CLA)
şeftali çekirdeği	peach seed
şehir	city
şeker hastalığı	diabetes
şeker hastalığı	diabetes
şeker ölçme aleti	blood glucose meter
şerbetçiotu	hops
şevketotu/kengel	common cephalanoplos/ thistle
şezen	trachea
şırınga	syringe
şişmanlık	obesity
şişme	swell

şişme	swell up
şişme	swollen
şişme	swell, be swollen
şizofreni	schizophrenia
şok	shock
şubat	february
şurup	syrup

T

taban	soles of the feet
tablet	pill or tablet
tahlil, analiz	analysis/examination
tahmin	prognosis
takma diş, protez diş	dental prosthesis; false tooth
tam kan analizi	CBC/complete blood count
tanı	diagnosis
tansiyon aleti	blood pressure meter
tarak	Comb
tarçın	cinnamon
tavsiye	advice
taze fasulye	fermented soybean
tedavi	treatment
tedavi	treatment
tedavi başına verilen doz	dose prescribed per treatment
tedavi metotları/prosedür	therapy/procedure
tedavi süresi	treatment period
tedavi tarihi	procedure date
tedavi ücreti	treatment-costs
tedavisi mümkün olmayan	terminally ill
tek kullanımlık cerrahi	disposable surgical pad
tek kullanımlık cerrahi	disposable surgical gown
tek kullanımlık infüzyon	disposable infusion set
tek kullanımlık steril iğne	disposable sterile injector

tekerlekli sandalye	wheelchair
tekerli sedye	barrow
tekli gebelik	single pregnancy
telefon	phone
telefon kullanmak	use telephone
temel şikayet	presenting complaint
temel tanı	main diagnosis
temizlik yapmak	cleaning
Temmuz	July
tendonu kopması	tendon tear; tendon rupture
tepe	top of the head
tepsi	tray
terapist	internal medicine
terazi	scale
terleme	sweating
terlemek	sweats
teşhis	prognosis
teşhis koyma	make a diagnosis
teşhis koyma	diagnosis
test	test
testis iltihabı, orşit	orchitis
testis/husye torbası	scrotum
tetanos	tetanus, catalepsy
tetanos, kazıklıhumma	tetanus,vorum
thrombocrit	thrombocrit
tifo, karahumma	enteric, typhoid fever
tifüs, karahumma aşısı	typhus vaccine
tiksindirici bağırsak	ırritable bowel syndrome
tiroid bezinin ameliyatla	thyroidectomy
titreme	shivering
tıbbi bakım teçhizatı	medicine box
tıbbi kaynaklar	medicinal spring

tıbbi tentürleri	medical liquor
tıp merkezi	centre
tıp profesörü	professor (of medicine)
tırnak	finger nail
tohum	seed
toksikoz	gestational toxicosis
toksoplazmoz	toxoplasmosis
tonometre	tonometer, blood pressure
tonsilit, bademcik iltihabı	tonsillitis
toplanmak, şişmanlamak	grow fat
topuk	heel
TORCH hastalıkları	TORCH complex
TORCH testi	TORCH infections test
toz	powder
trahom	trachoma; contagious granular
trakeit, soluk borusu iltihab	tracheitis
transfüzyon seti	transfusion set
transvajinal ültrason	transvaginal ultrasonography
transvajinal ultrasonografi	transvaginal ultrasonography
transvers ve oblik pozisyon	transverse lie
travma	injury
travmataloji bölümü	traumatology department
travmatik beyin	cranium-brain-trauma
trikofitoz, kuru kel, mantar	trichophytosis, ringworm
trioid kalkanı	thyroid
trombolism	thromboembolism
trombosit heterojenlik	the platelet heterogeneity index
trombositler	(blood) platelet,thrombocyte
tromboz	thrombosis
trombüs	thrombus
tüberküloz aşısı	brucellosis vaccine
tüberküloz, verem, ince	tuberculosis

tülbent,sargı bezi	gauze
tüp	test tube
tüp ligasyonu,tüplerin	tubal ligation
turuncu	orange
tuvalet yapmak	toileting
tuz	salt
U	
uçuk	herpes labialis/ labial herpes
ulaşım	handling transportation
ultrason bölümü	ultrasonic department
ultrasonografi	ultrasonography
universal ameliyat masası	universal operating table
uterus kanamaları,	menorrhagia
uyan	wake up
uykusuzluk	insomnia, anhypnosis
uykusuzluk	insomnia
uykusuzluk, ensomni	insomnia
uyluk	thigh
uyluk kemiği	femur; femoral bone
uyluk, kalça	hip
uyruk	nationality
uyu	go to bed
uyuşma	numbness
uyuşturmak, anasrezi	anesthesia
uyuşturucu bağımlısı	drug addiction
uyuşturucu kullanmak	use drugs
uyuşukluk	drowsiness, sleepyhead
uyutucu ilaç	soporific
uzun	long
uzun zaman önce	long
ü	
üçüncü	the third
üçüz	triplets

ülserler	sores
ültrason	ultrasound
üreme sistemi	reproductive system
üreme tıbbı	reproductive medicine
üretral kateter	urinal catheter
üriner retansiyon	retention of urine
ürobilin	urobilin (UBG)
ürogenital sistem	genitourinary system
ürolitiyazis, İdrar taşı	urolithiasis, kidney stone
ürolog	urologist
üroloji	urology
üroloji bölümü	urology
üroloji ve erkek sağlığı	urology and male health
ürtiker, kurdeşen	urticaria
üst göz kapağı/alt göz	upper eyelid/lower eyelid
üst solunum yolu	upper respiratory tract infection
üst solunum yolu	HEENT(Head, eyes, ear, nose
üstçene sinüsünün iltihabı	highmoritis, maxillary sinusitis

V

vaccaria	cowherb seed
vagus, onuncu kafa siniri	nervus vagus; tenth cranial
vajinal akıntı	vaginal discharge
vajinal mantar	candidosis, vaginal thrush
vajinal tampon	curative vaginal tampon
vaksinasyon, aşı yapma	vaccination
valokordin	valocordin
vankomisin dirençli	vancomycin resistant
vantuz (şişe) tedavi	perform cupping therapy
vantuz şişesi, hacamat	jar / pitcher / pot
variköz venler	varicose veins
varis	varicosity, phlebeurysm
vasküler distoni	vegetative-vascular dystonia

vasküler distoni	vegetative-vascular dystonia
ve kişisel hijyen	personal hygiene
venostomy seti	Venesection set
ventilatör	Ventilator
verbena	european verbena
veter, kiriş	tendon
virülansı azaltılmış canlı	live attenuated vaccine
virüs	virus
virüs	virus
vitalipid	vitalipid
vitamin	vitamin
vitamin A	retinol, vitamin A
vitamin AD	vitamin AD
vitamin B	vitamin B
vitamin B	vitamin B complex
vitamin B1	thiamine, vitamin B1
vitamin B12	vitamin B12
vitamin B2	riboflavin, vitamin B2
vitamin B6	pyridoxine, vitamin B6
vitamin C	ascorbic acid, vitamin C
vitamin E	vitamin E
vitamini eksikliği,	vitamin deficiency, avitaminosis
vitaminler	vitamins
vücut ısısı ölçümü	temperature measurement
vücut kılları	body hair
vulva iltihap	herpes vulvaris
vuruşlu muayene	percussion
Y	
yabancı madde	alien body
yabani gül/kuşburnu	briar/wild rose
yağ	oil
yağ dokusu tümörü, lipom	lipoma

yağ/kaydırıcı	lubricant
yağda eriyen vitaminler	fat-soluble vitamins
yağlar	fat emulsion
yakın zamanda	recently
yakıngörmezlik	farsightedness; hypermetropia
yalancı gebelik	false pregnancy
yanak	cheek
yanık	burn
yanık nemlendirici merhem	moisturizing ointment for
yanık kremi	burn cream
yanık merkezi	burn center
yapışkan bant	plaster; patch; finger tape
yaprak	leaf
yara	wound
yara	sores
yara bandı	plaster
yara bandı	adhesive plaster
yara sarmak	dress a wound/apply bandage
yaralanma	injury, bruise
yaralanma	injuries
yarık lamba	slit lamp
yarın	tomorrow
yaş	age
yaşlılık bunaması	senile dementia
yastık kılıfı	pillow case
yatak takımı	bedding
yataklı tedavi	bed rest
yatmak	lie
yaygın belirtiler	common symptoms
yayma, froti	smear
yedinci	seventh
yemek	eating

yemek borosu	esophagus
yeni doğan ve çocuk sağlığı	new born and child health
yenidoğan	neonatal
yenidoğan bebek sarılığı	new born jaundice, icterus
yenidoğan bölümü	maternity
yenidoğan, yenidoğan	neonatal unit
yeşil	green
yetersiz idrara çıkma	scanty urination
yetersiz menstrüel	poor menstruation
yetmiş	seventy
yirmi	twenty
yiyecek hazırlamak	preparing meals
yıkama odası	washing room
yıl	next year
yıl /üretim tarihi	year/year of manufacture
yıldız anason	badiane; star anise
yırtık (vajinal)	rip/tear (vagina split)
yoğunluk ayarlı radyoterapi	IMRT intensity modulated
yorgunluk	rapid fatigability
yorgunluk, bitkinlik	fatigue
yüksek ateş	fever heat; hyperthermia
yüksek kolesterol	high cholesterol
yuksek tansiyon	hypertension,elevated blood
yüksek tansiyon	high pressure
yüksek tansiyon,	hypertension
yumurtacık	ovule
yumurtalık fonksiyon	ovarian dysfunction
yumurtalık kanseri	ovarian cancer
yumurtalık kist	ovarian cyst
yumurtalık, over, ovarium	ovary
yumurtlamak, ovülasyon	ovulation
yumuşak dokular travması	soft tissues trauma

yürümek	go/walk
yürütmek, hareket etmek	transferring
yutma güçlüğü, yutma	dysphagia
yüz	face
yüz	hundred
yüz felci, prosopalgia	facial droop
yüzbin	one hundred thousand
yüzde şişlik	swelling of the face
yüzük parmağı	ring finger
Z	
zayıflamak	lose weight
zayıflık	weakness
zayıflık, halsizlik	weakness
zehirlenme	poisoning
zerdeçal	curcuma
zihinsel hastalık	mental illness
zihinsel sağlık	mental health
zührevi hastalıklar	STD, sexually transmitted diseases

35. İNGILIZCE-TÜRKÇE ALFABETIK SIRALAMA
ENGLISH-TURKISH ALPHABETICAL INDEX

A

a lot	çok
abdomen	karın
abdomen	mide
abdominal pain	karın ağrısı
abdominocentesis set	karın ponksiyonu seti
ablepsia; blindness	körlük
abnormal	anormal
abocclusion, aclusion	aklüzyon
abort; have an abortion	düşük yapmak, kürtaj yapmak
abscess	abse
abscess	apse
acacia	akasya, keçiboynuzu
acampsia, ankylosis of jaw	eklem katılaşması, bükülme
accident	kaza
accidental	rastgele
achilles tendon	ökçe kirişi
acne	sivilce
acne, pimple	sivilce
acoustic trauma	akustik travma
acritochromacy, colour-	renk körlüğü
activated carbon	aktif karbon
active	faal, aktif
acute conditions	ciddi durumlar
acute	keskin, ağır
acute mastitis	akut meme yangısı
acute myocardial infarction	akut miyokard infarktüs
acute pain	keskin ağrı
acute pyelonephritis	piyelonefrit, böbrek ve renal
addiction	bağımlılık
address	adres
adenoidal hypertrophy	lenf bezi büyümesi
adenoids	lenf bezleri
adenoma	adenom, lenf bezlerinin

adenopathy	adenopati
adenositis; adenitis	lenf bezlerinin iltihabı, adenit
adhesive plaster	yara bandı
ADLS (activities of daily	
admission date	geliş tarihi
admission number(AD)	hasta yatış numarası
adnexitis	adneksit
adrenal dysfunction;	böreküstü bezi hastalığı,
adrenalin	adrenalin
advice	tavsiye
agar-agar	ağar
age	yaş
agria, herpes	herpes
AIDS acquired immune	AIDS
AIDS test	AIDS testi
albinism	akşınlık, abraşlık, albinizm
albumen	albüminler
alcohol	alkol
alcoholism	alkolik
alcoholism	alkolizm, alkol alışkanlığı
alien body	yabancı madde
allergic	alerjik
allergic reaction, severe	alerjik reaksiyon
allergic rhinitis	rınıt, alerjık nezlesı
allergic shock; anaphylactic	anafilaktik şok
allergy	alerji
allergy & immunology	alerjik hastalıklar ve
allergy history	alerji
aloe vera	sarısabır/aloe
alt(GPT)	alanin aminotransferaz
alzheimer's disease	alzaymer
amarillic typhus, yellow	sarı humma
ambulance	ambulans
ambulatory treatment	ayakta tedavi
amino acid	aminoasitler
ammonia	amonyak

ammonium hydroxide	amonyum hidroksit
amnesia	amnezi, hafıza kaybı
amputate	kesip almak, ameliyatla almak
amur cork-tree bark	mantar ağacı kabuğu
anaesthesiology, intensive	anestezi, reanimasyon bölümü
analgesine, antipyrin	antipirin, analgezin
analgin	analgin
analysis	analiz
analysis/examination	tahlil, analiz
anatomist	anatomi uzmanı
anemia	anemi
anemic	kansız, anemik
anesthesia	uyuşturmak, anasrezi yapmak
anesthesia machine	anestezi aletleri
anesthesia, pain relief	anestezi, narkoz
anesthesiologist	narkozcu, anestezist
anesthetic equipment	anestezik ekipman
angelica root	melekotu
angina	anjina
angina pectoris	stenokardi
ankle	ayak
ankle joint	ayak eklemleri
anorexia	anoreksi, iştahsızlık
antacid	antiasit
anthrax	antraks, şarbon hastalığı
anti-hcv	hepatit c antikor
anti-hıv	hıv antikor
anti-inflammatory medicine	anti-inflamatuar ilaç
anti-worm drug	antelmintik
antianginal	antianjinal
antibiotic	antibiyotikler
antibodies	antikorlar
antibody	antikorlar
antidepressant	antidepresan
antidiphtheric serum	difteriye karşı aşısı
antidote	panzehir

antihistamine	antihistaminik
antihypertensive drug	hipotansif madde; basıncın
antiseptic	antiseptik
antioxygen	antioksidan
antiviral	antiviral/virüs-önler
anuria, urine retention	idrara çıkartamama, anüri
anus	anüs
anxiety, anxiety disorder	kaygı bozukluğu
aorta	ana atardamar
apathy	apati, duyumsamazlık
apgar score	apgar skoru
apophysis	apofiz, kemiksel büyüme ya da
appendicitis	apandisit
appendix	apandisit
appetite	iştah
april	nisan
areola	areola
argy wormwood leaf	pelinotu
arm	kol
armpit	koltuk altı
arrhythmia	aritmi, düzensiz kalp atışı
arrhythmia	aritmik
arteriosclerosis	arteryoskleroz, damar
artery	atardamar
arthritis	eklem iltihabı, artrit
arthroses, osteoarthrosis	oynak iltihabı
articulations; joints	eklemler
artificial abortion, abort	istemli abortus, kürtaj
artificial limb prosthesis	protez
asch's operation	burun bölmesinin bir kavis
ascites, abdominal dropsy	karın sıskası, karna su dolması
ascorbic acid, vitamin c	c vitamini
ash bark	dişbudak ağaç kabuğu
asparagus root	kuşkonmaz
asphyxia	soluk tıkanımı, asfiksi
assistant	asistan

associated symptoms	ek simptomlar
asthma; reactive airway	astım, nefes darlığı
astigmatism	astigmatizm
asymptomatic	asemptomatik
atherosclerosis	ateroskleroz/damarlar ın
atypical pneumonia	atipik zatürree
august	ağustos
auscultation	dinleme
automatic blood cell	otomatik kan hücresi analiz
automatic blood pressure	otomatik tonometre
auxiliary check	ek kontroller
average erythrocyte volume	ortalama eritrosit hacmi

B

B ultrasonic for adnexa	rahim ultrasonu
B ultrasonic for breast	meme bezlerinin ultrasonu
B ultrasonic for	böbrek, üreter, mesane
baby carrier/shoulder-cloth	sırt çantası, kanguru, sling
baby/infant	bebek
back	sırt
back injury	omurga travması
back of the head, occiput	art kafa
back pain	sırt ağrısı
back pain / lumbago	bel ağrısı
bacteria	bakteriler
bacterial	bakterili, mikroplu
bacterial examination	bakteriyologik analiz
bacteriologist	bakteryoloji uzmanı
bad	kötu
bad appetite	iştahsızlık
bad memory	kötü hafıza
badiane; star anise	yıldız anason
badly wounded	ağır yaralı
baldness/alopecia	kellik/saç dökülmesi
balneologist	balneolog, çamurla tedavi
balneology	balneoloji (çamurla tedavi)
balsam, face cream	belsem, pelesenk

bandage	bandaj, bağ
bandage	sargı bezi/bandaj
barberry; berberis	amberbaris, kadın
barium or iodine, contrast	kontrast madde
bark	ağaç kabuğu
barrow	tekerli sedye
basal body temperature	esas vücut sıcaklığı
basil	fesleğen, bazilik
basin	küvet
basophils (BASO)	bazofiller
bathing	banyo yapmak
BCG vaccine, anti-tuberculosis bacillus	bacillus calmette-guérin (BCG), verem aşısı
be nervous	sinirli olmak
be sick	hasta olmak
be very careful	dikkatli olmak
bed rest	yataklı tedavi
bed, couch	kanepe
bedding	yatak takımı
bedpan	ördek
bedpan	ördek
bedside table	komidin
belch; hiccup	hıçkırık
bell's palsy	bell palsisi
belladonna; deadly	avratotu, beladon
bergamot	bergamot ağacı
better	daha iyi
betula/white birch	ak ağacı/huş ağacı
bifidobacterium	bifidobakteriyum
biliary dyskinesia	biliyer diskinezi, safra
bilirubin (BIL)	bilirubin
biochemistry lab	biyokimya laboratuvarı
biological microscope	mikroskop
biopsy	biopsi
bipolar disorder	bipolar bozukluk
birth trauma, birth injury	doğum travması

birthmark	doğum lekesi
bitter taste	ağızda acı tat
black	siyah
black and white b	siyah beyaz mide ultrasonu
black nightshade	köpek üzümü
bladder (urinary)	idrar kesesi
bladder cancer	mesane kanseri
bladder stone	mesane taşı
blanket	battaniye
blennocystitis	idrar kesesi iltihabı
blister pack	kabarcık
blood	kan
blood cell	kan hücresi
blood circulatory disorder	kan dolaşım bozuklukları
blood count	kan içeriği
blood culture	kan kültürü
blood glucose meter	şeker ölçme aleti
blood in stools	gaitada kan
blood in urine,	idrarda kan
blood in urine, hematuria	kanlı idrar
blood infection, sepsis	septisemi
blood letting	hacamat
blood pressure	kan basıncı ölçümü
blood pressure meter	tansiyon aleti
blood stool	dışkıda kan
blood taking needle	kan örneği almak için iğne
blood test	kan tahlili
blood transfusion	kan nakli
blood transfusion services	kan nakli
blood transfusion set	kan nakli seti
blood type	kan grubu
blood vessel	kılcal damar
blood-stroke, apoplexy	felç, beyin kanaması
blue	açık mavi
blue	mavi
blurred vision	bulanık görme

blurring, visual impairment	görme bozukluğu
body hair	vücut kılları
boil	kaynatmak
bone	kemik
bone	kemik, iskelet
bone marrow	kemik iliği
bone marrow puncture set	kemik iliği ponksiyonu seti
boot covers	galoş
bottom	kıç
botulism; allantiasis;	botulism, gıda zehirlenme
bovine vaccine, smallpox	çiçek aşısı
boy	erkek çocuk
bpd (biparietal diameter)	biparyetal kafa boyutu (cenin)
bradycardia / low heart rate	bradikardi/ kalbin dakikadaki
brain	beyin
brain hemorrhage	beyin kanaması
break amniotic fluid	rahmin delinmesi
break amniotic water	suyun gelmesi
brand name	marka adı
branks, parotitis	kabakulak
breast	göğüs kafesi
breast surgery	meme cerrahisi
breast cancer	meme kanseri,göğüs kanseri
breast milk	anne sütü
breast pump	meme pompası
breast pump	göğüş pompası
breast, lacteal gland	göğüs, süt bezleri
breastfed child	emzirilen bebek, süt çocuğu
breastfeed	emzirmek
breastfeeding	emzirmek
breathing	nefes alıp vermek
breathing out expiration	nefes vermek
briar/wild rose	yabani gül/kuşburnu
brilliant green, green	parlak yeşil, zelenka
bronchial asthma	bronkiyal astım
bronchitis	bronşit

bronchodilator	bronkodilatatör
bronchofiberscope	bronkoskop
bronchospasm	bronşların spazm
bronchus	bronşlar
brown	kahverengi
brucellosis vaccine	tüberküloz aşısı
brucellosis, malta fever	malta humması, bruselloz
bruise, injury	morluk
bruise; contuse; fall	incinme
bulimia	bulimia, doymama hastalığı
bullet wound	kurşun yarası
burn	yanık
burn center	yanık merkezi
burn cream	yanık kremi
burning with urination	işeme yanığı
burning with urination,	idrar yaparken yanma hissi
burp	geğirti
by mouth per oral (PO)	preoral, preoral

C

caesarian section	sezaryen ameliyatı
calcium	kalsiyum
calcium D3	kalsiyum D3
calcium gluconate	kalsiyum glükonat
calcium gluconate (D)	kalsiyum glükonat
calf	baldır
calm down	sakinleş
camphor	kamfor
can keep on working	çalışmaya devam etmek
cancer	kanser
candidosis, vaginal thrush	vajinal mantar
canine tooth	köpekdişi
capillaries	kılcal damarlar
capoten	kapoten
capsules	kapsüller
carbohydrate	karbonhidrat
cardiac distress	kalp yetmezliği

cardiac dyspnea	kalp dispne
cardiac murmur	kalp hırıltısı
cardiologist	kardiyolog
cardiology	kardiyoloji bölümü
cardiopathy; heart disease;	kardiyopati, kalp hastalığı
cardiosurgical retractor	kardiyoloji retraktörü
cardiovascular diseases	kalp-damar hastalıklar
cardiovascular functional	kalp ve damar işlev tanıbilim
caries, tooth decay	diş çürümesi, yenirce
carum	kimyon
carvings in the eyes	gözlerde ağrı
cassia seed	cassia
cataract, leukoma; walleye	katarak
catheter	sonda
cattail pollen; pollen typhae	sukamışı polen
cbc/complete blood count	tam kan analizi
celandine	kırlangıçotu
cellulitis / orange peel	selülit
central nervous system	merkezi sinir sistemi
centre	tıp merkezi
cerebral circulation	serebrovasküler hastalık
cerebral palsy	serebral palsi, beyin felci
cerebral paralysis	serebral felç
cervical cancer vaccine	rahim ağzı kanserini aşısı/ hpv
cervical cancer; cervix	rahim ağzı kanseri
cervical cautery	servikal koteri
cervical erosion	serviks erozyon
cervical scraping smear	serviko-vajinal yayma
chamomile	sarı papatya
cheek	yanak
cheek bone	elmacık kemiği
chemist, drug-store,	eczane
chemotherapy room	kemoterapi
chest	göğüs /döş
chest	göğüs kafesi
chest cavity drainage	göğüs boşluğu drenaj

chest pain/thoracalgia	göğüs ağrısı
chest surgery department	göğüs cerrahi
chest trauma	göğüş travması
chest x-ray	göğüs röntgeni
chicken pox	su çiçeği
chickenpox	su çiçeği
chin	gıdık
chinese castor-oil plant,	kroton
chinese herbal medicinal	çin bitkisel ilaçlar
chlamydial infection	klamidya enfeksiyonu
chlorhexidine	klorheksidin
cholecystitis	kolesistit, safra kesesi iltahabı
cholelithiasis	safra taşı oluşumu, kolelityaz
cholera	kolera
cholesterol	kolesterol
chronic	kronik
chronic bronchitis	kronik bronşit
chronic diseases	kronik hastalıklar
chronic gastritis	kronik gastrit
chronic myocarditis	kronik kalp kası iltihabı
chronic obstructive	kronik obstrüktif akciğer
chronic pyelonephritis	kronik piyelonefrit
chronic rhinitis	kronik nezle
chronical bronchitis	kronik bronşit
chrysanthemum flower	kasımpatı/krizantem
cinnamon	tarçın
cirrhosis	karaciğer sirozu
city	şehir
cleaning	temizlik yapmak
clinic	klinik /özel hastane
clinical	klinik /dispanser
clinical thermometer	derece/ateş ölçer
close eyes	gözlerini kapat
clysterize	klizma/lavman
cnemis; leg; lower leg	bacak
cobamamide	kobamamid

coccyx	kuyruksokumu kemiği,
coffon rose, hibiscus leaf	çingülü yaprakları/amberçiçeği
cold	soğuk
cold injury; congelation	donma
cold sweat	soğuk ter
cold, running nose	nezle
cold/to catch cold	soğuk algınlığı
colica cramp, mulligrubs	karın ağrısı, kolik
colitis	kolit, kolonun tahrişi
color (COL)	renk
colorectal cancer (CRC)	kalın bağırsak kanseri
colored mistletoe herb	ökseotu
colostrum	kolostrum
colostrum, foremilk	kolostrum
colposcopy	kolposkopi
coma	koma
comb	tarak
combination therapy	kombinasyon terapisi
come for periodical check-	düzenli kontrole gelmek
common asparagus	kuşkonmaz
common cephalanoplos/	şevketotu/kengel
common symptoms	yaygın belirtiler
complete rest	dinlenme
complication	hastalıktan sonra
compound amino acid	aminoasit 18aa
condom	prezervatif
conjunctivitis	göz nezlesi, konjonktivit
constipation	kabız
constipation	kabızlık
consultant, referring	danışman hekim
consultation	konsültasyon
consulting room	doktor kabini
continuous cold	devamlı nezle(kronik nezle)
contraction stress test	kasın kasılması testi
contractions (labor pains)	doğum önce sancısı
control stools	dışkı tutmak

control urination	çişini tutmak
convalescence, recovery	iyileşme
convulsions	kasılmalar
copious urination	bol idrar çıkarma
copious urination	seyrek idrar çıkarma
corneal clouding, aglia,	göz lekesi, göz bebeği
coronary care unit	kardiyoloji yoğun bakım
costus root	odunsu
cotton	pamuk
cotton stick (ball)	kulak çubuğu,pamuk topları
cotton swabs	kulak çubuğu
cough	öksürük
cowherb seed	vaccaria
cranium-brain-trauma	travmatik beyin yaralanması
cream	krem
crepitus, crunch	çıtırtı sesi
crooked septum, deviated	nazal septum deviasyonu
crutches	koltuk değneği
crystalline humor; lens	göz merceği
curative vaginal tampon	vajinal tampon
curcuma	zerdeçal
cut	kesik
cut wound	kesik yarası
cystitis	sistit, mesane iltihabı
cystoscope	sistoskopu
cysts in the spleen	dalak kisti

D

dandruff	kepek
date of birth	doğum tarihi
date prescribed	reçete tarihi
dead / lifeless	cansız, olü
December	aralık
deciduous tooth, milk	süt dişleri
decrease in immunity	immun yetmezliği
defibrillator	defibrilatör
delay of menstruation,	adet gecikmesi

dementia	bunaklık, demans
dental crown	köprü
dental enamel erosion	mine erozyonu
dental floss	diş ipi
dental implantation	diş implantasyonu
dental plaque / tartar	diş taşı
dental prosthesis; false	takma diş, protez diş
dental prosthetics	protez yaptırmak
dental treatment	diş tedavisi
dentist	diş hekimi
dentistry	diş bölümü
department/division/ unit	bölüm /blok
depression	depresyon
dermatitis	dermatit, deri /cilt iltihabı
dermatologist	dermatolog
dermatology	dermatoloji
desmectasis, ligament	ligament burkulma
diabetes	şeker hastalığı
diabetes & endocrine	diyabet ve endokrin
diagnosis	tanı
diagnosis	teşhis koyma
diagnosis	diagnoz-tanılama
diagnosis at admission	girişteki tanılar
diagnosis at discharge	çıkışta diagnoz
diagnostic and counseling	danışma ve tanı merkezi
diaper	bezi
diaper rush, chafing	pişik
diaphragm	diyafram
diarrhea, alvine flux	ishal
diathesis	diyatez
dietician	diyetisyen
digestive disease centre	sindirim sistemi hastalıklarının
digestive tract health	gastrointestinal tract sağlığı
dilator	genişletici
dioctahedral smectite	smekta,bulantı karışımı
diphteria and tetanus	dpta, difteri, tetanoz

diphtheria	difteri
diphtheria tetanus vaccine	difteri, tetanoz aşısı (DTA)
diphtheria; syriac ulcer	difteri, kuşpalazı
disabled only	engelli tuvaleti
discharge	salıverme
discharge (from a hospital)	hastaneden çıkış
discharge date	çıkış tarihi
discharge diagnosis	çıkışta diagnoz
discharge epicrisis	çıkış özeti
disciplines (clinical)	bölüm
disposable ınfusion set	tek kullanımlık infüzyon cihazı
disposable sterile injector	tek kullanımlık steril iğne
disposable surgical gown	tek kullanımlık cerrahi eldiven
disposable surgical pad	tek kullanımlık cerrahi astar
diuresis	idrardaki artış
dizziness	baş dönmesi
dizzy	baş dönmesi
do household chores	ev işleri yapmak
do not move	hareket etme
doctor	doktor
doctor-in-charge	sorumlu hekim
doppler	dopler
dosage form	dozaj formu
dose	doz
dose prescribed per treatment	tedavi başına verilen doz
double vision	çift görme
double vision	ikili görmek
DPT vaccine	dpta, difteri, tetanoz
drainage tube	dren/boşaltma borusu
dress a wound	yara sarmak
dressing	giymek
dressing	pansuman malzemesi
dressing forceps	bağlama pensesi
dressing room	dolap
dried yeast	kuru maya

drill	diş takmak
drip	sayaç damla
dropper; pipet	pipet
drops	damla
drotaverine	drotaverin
drowning	boğulmak
drowsiness, sleepyhead	uyuşukluk
drug addiction	uyuşturucu bağımlısı
drug name	ilaç adı
dry cough, non-productive	kuru öksürük, balgamsız
dry mouth	ağız kuruluğu
DT, tetanus and diphtheria	difteri aşısı
due date	doğum yapılacak tarih
duodenal ulcer	oniki parmak barsağı ülser
dysentery, kanlı basur	dizanteri
dysentery; diarrhoea	dizenteri, ishal
dysmenorrhea, painful	dismenore, ağrılı adet
dysphagia	yutma güçlüğü, yutma güçlüğü
dysphasia	disfazi, konuşma ve idrak bozukluğu

E

ear	kulak
earache	kulak ağrısı
easily	kolay
eating	yemek
ebola haemorrhagic fever	ebola virüs hastalığı
eczema	ekzema
eighth	sekizinci
eighty	seksen
elastic bandage	elastik bandaj
elastic bandage; elastoplast	elastik bant
elbow	dirsek
elbow joint	dirsek eklemleri
electric cardiostimulator	elektrokardiostimulatör
electric shock	elektrik çarpması
electrocardiogram	elektrokardiogram

electrocardiograph	elektrokardiografi
electroencephalography	elektroensefalografi
electronic colposcope	kolposkop
eleven	on bir
embryo	embriyo
emergency contact	acil durumda temasa geçilecek
emergency contraception	acil doğum kontrol hapı
emergency department	acil yardım bölümü
emergency diagnostic &	acil tanı ve tedavi merkezi
emergency pediatrics	acil pediatrik bakım
emergency surgery	acil cerrahî yardımı
emergency treatment	ilk yardım
emotional instability, mood	duygusal istikrarsızlık
emphysema, emphesyma	anfizem, ciğerlerde hava
encephalitis	ansefalit
endocrinologist	endokrinolog
endocrinology	endokrinoloji
endometrial polyp	endometriyal polip
endometriosis	endometriyoz
endoscopy	endoskopi
endoscopy centre	endoskopi merkezi
enema	lavman
energy level	enerji seviyesi
engorgement (of breasts)	sütün durgunluğu, lactostasis
ent specialist	kulak burun boğaz doktoru
enteric, typhoid fever	tifo, karahumma
enterobiasis; oxyuria	enterobiyazis
enterochirurgia department	bağırsak cerrahi
enterocyst, intestinal cyst	bağırsak kisti
enterologist	gastroenterolog
enuresis, urinary	enurezi, idrar tutamama
eosinoblast	eozinofiller
epidemic roseola	kızamıkçık
epidemic typhus	salgın tifüs, lekelihumma
epidemiologist	epidemiolog
epididymitis, inflammation	epididim iltihabı

epidural pain relief	epidural analjezi
epilepsy	epilepsi
epiploitis; vulvitis	epiploit, vulva iltihabı
episiotomy	epizyotomi
epulis; gingival tumor	epulis, dişetinin lifli tümörü
erectile dysfunction (ed)	sertleşme bozukluğu, penisin
erection	ereksiyon, dikilme, intaz
erythrocyte, red blood cell	eritrositler
erythrocyte sedimentation	eritrosit sedimentasyon
esophagoscope	ezofagaskop
esophagus	yemek borusu
ethanol	etanol, alkol
european verbena	verbena
exam (general)	genel muayene
exam/check-up	kontrol
examination of biological	biyolojik numunenin
examine	anket
excess bleeding during	seyrek menstrüel
excess tearing	aşırı yırtılma
excessive urination	poliüri, idrar çokluğu
exsanguination; loss of	kanama
eye	göz
eye ball/ eyebulb	göz yuvarlağı/göz küresi
eye drops	göz damlası
eye`s health	göz sağlığı
eyebrow	kaş
eyelashes	kirpik
eyelid/blepharon	göz kapağı/blefaron

F

face	yüz
facial droop	yüz felci, prosopalgia
facial nerve	fasiyal sinir
fall	düşme
fallopian tube	fallop borusu
false pregnancy	yalancı gebelik
family doctor	aile hekimi

family history	aile geçmişi
family planning and	aile planlaması bölümü
farsightedness	hipermetropi
fascia, bandage	bant
fast	hızlı
fat emulsion	yağlar
fat-soluble vitamins	yağda eriyen vitaminler
fatigue	yorgunluk, bitkinlik
february	şubat
feel bad	kötü hissetmek
feel better	iyiye gitmek
feel good	iyi hissetmek
feel pain	acı çekmek, acımak
feel the pulse	nabız ölçmek
feel worse	kötüye gitmek
femur; femoral bone	uyluk kemiği
fermented soybean	taze fasulye
ferrous sulfate	sülfat demir
ferrum	demir
fetus	dölüt
fever	ateş
fever heat; hyperthermia	yüksek ateş
few	az
fibre	iğçik
fibula	baldır kemiği, kamış kemiği
fifth	beşinci
fifty	elli
fill a cavity	dolgu yaptırmak
fill a prescription	reçete yazmak
fill in the questionnaire	anket doldurmak
filling material	diş dolgu malzemesi
finger	el parmakları
finger nail	tırnak
fingers	el parmakları
first	birinci
flashlight	elektriklş fener

flatulence, bloating	karın şişmesi
flower; blossoms	çiçek
flu epidemy	grip salgını
flu, influenza	grip , salgın nezle, enflüanza
fluid infusion	akışkan yönetim
folic acid	folik asit
foot	ayak
foot & ankle surgery	ayak-ayak bileği cerrahisi
foot bones	ayak kemikleri
forefinger	işaret parmağı
forehead	alın
formula milk	süt karışımı
forty	kırk
fourth	dördüncü
fracture	kırık
fracture (bone)	kemik kırılması
frequent urination	sık idrara çıkma
frequent urination	sık işemek
friday	cuma
frontal sinusitis,	alın sinüslerinin iltihabı
fruit	meyve
full name	adı soyadı
fundus examination	fundus çalışması
fungicidal	mantara karşı
fungus	mantar
furuncle of nose	çıban
furunculosis	furonküloz

G

galactoma, breast cyst	süt bezi kisti
gall bladder	öd kesesi
gallbladder removal	safrakesesi alınması
gallstones	safrakesesi taşı
gambling addiction	kumar bağımlılığı
gastric tube	mide pompası
gastric ulcer	mide ülseri
gastritis	gastrit

gastroenteritis	mide iltihabı, gastroenterit
gastroenterology	gastroenteroloji
gastrofiberscope	gastrofibroskop
gastrologist	gastrolog
gastroscopy	gastroskopi
gauze	tülbent,sargı bezi
gel	jel
gender	cinsiyet
general check-up	genel muayene
general medicine	iç hastalıklar
general practitioner	genel pratisyenler
general surgery department	genel cerrahi
general treatment	genel terapi
general urine analysis	genel idrar tahlili
generic name	jenerik ismi
genital herpes	jenital iltihap
genital herpes	jenital iltihap
genitourinary system	ürogenital sistem
ger, reflux	reflü
germ cell	germ hücreleri
german measles, roseola	kızamık
gerontologist	gerontolog
gestational toxicosis	toksikoz
get physiotherapy treatment	fizik tedaviden geçmek
get pregnant	hamile olmak
gingivitis, ulitis	gamların iltihabı, jinjivit
girl	kız çocuk
give up smoking	sigara bırakmak
glandula lacrimalis,lacrimal	gözyaşı bezi
glasses	gözlük
glaucoma; green cataract	glokoma
glucose (GLU)	glikoz
go shopping	alışveriş yapmak
go to bed	uyu
go up and down the stairs	merdiven den yukarı
go/walk	yürümek

gonarthrosis	gonartroz
gonorrhea	belsoğukluğu
good	iyi
gossypium, cotton	pamuk
gout; podagra	gut, nikris, damla hastalığı
granularity	granüler beyaz kan hücreleri,
graves' disease;	hiper tiroid hastalığı
green	yeşil
grow fat	toplanmak, şişmanlamak
growth charts	büyüme grafiği
gum bleeding	diş eti kanaması
gum-boil, dental periostitis	dişeti apsesi
gums	diş eti
gynaecology	kadın-doğum/jinekoloji
gynecologic examination	jinekolojik muayene
gynecologist, gynaecologist	jinekolog
gynecology	nisaiye, kadın hastalıkları,

H

habitual abortion	habitüel abortus, düşük
had to be hospitalized	hastaneye yatmak
haematologist	hematolog
haematology	gematoloji bölümü
haematology lab	hematoloji laboratuvarı
haemophilus influenzae	haemophilus influenzae
haemophilus influenzae	hemofilus influenza tıp B
haemophilus influenzae	hib, hemofilus influenza tıp B
haemophilus influenzae	haemophilus influenzae aşısı
hair	saçlar
hairyvein agrimony	kasıkotu
hallucination	hallüsinasyon
hand	el
handling transportation	ulaşım
have a course of acupuncture	akapunktur tedavisi görmek
HBsag	hepatit b yüzey antikoru
he	o

227

head	kafa
head and neck parts	kafa ve boyun organları
head hair	saçlar
head lice, lice infestation;	bit
head of department /	baş hekim
headache	baş ağrısı
health at admission	girişte sağlık durumu
health at discharge	çıkışta sağlık durumu
health insurance info	sigorta bilgileri
hearing aid	işitme cihazı
heart	kalp
heart color doppler	kalbin ultrasonu
heart disease, cardiopathy	kardiyopati, kalp hastalığı
heart rate	kalp ritmi
heartache	kalpte ağrı
heartbeat	kalp atışı
heartburn	mide ekşimesi
heat/cold intolerance	sıcak /soğuk hissetmek
heaviness in the stomach	karında ağırlık
heavy	ağır
heavy bleeding	kan kaybı
heavy periods,	bol ve sık adet görme
heel	topuk
heent(head, eyes, ear, nose	üst solunum yolu semptomları
hematocrite	hematokrit
hematuria	hematüri, idrarda kan
hemoglobin	hemoglobin
hemorrhoids	hemoroid, basur
hemostatic forceps	hemostat
hemp seed	kenevir tohumu
henbane	benç/belladonna
henbane seed	banotu
hepatic cancer, liver cancer	karaciğer kanseri
hepatitis	hepatit
hepatitis	hepatit , karaciğer iltihap
hepatitis (type A, type C,	hepatit (A, B, C)

hepatitis a vaccine	hepatit a aşısı
hepatitis b vaccine	hepatit b aşısı
hepatomegalia	karaciğer büyümesi,
herb/plant	çim, ot
herbs	bitkiler
herpes labialis/ labial	uçuk
herpes vulvaris	vulva iltihap
herpes zoster, zona	herpes zoster hastalığı, zona
heterotropy, squinting;	şaşılık
hexavaccine	heksavaksen, (dtap-hib-ıpv-
hexavalent vaccine	dtap5-ıpv-hib-hepb aşısı
high cholesterol	yüksek kolesterol
high pressure	yüksek tansiyon
highmoritis, maxillary	üstçene sinüsünün iltihabı
hip	uyluk, kalça
hip bone	leğen kemiği
hip joint, coxofemoral joint	kalça eklemleri
history	hastalık geçmişi
history of marriage and	evlilik geçmişi
HIV human	HIV virusu (insan immün
home pregnancy test	gebelik testi
honeysuckle flower	hanımeli, lonicera
hops	şerbetçiotu
hormonal replacement	hormon replasman tedavisi
hormones	hormonlar
horseradish	acırga/ yabanturpu
hospital department	bölüm
hospital departments	hastane bölümleri
hospital discharge	hastaneden çıkış belgesi
hospital discharge record	hastaneden çıkış belgesi
hot	sıcak
hot water bottle	sıcak su torbası
HPV vaccine, human	insan papilloma virüs aşısı
human avian influenza;	kuş gribi
human chorionic	insan koryonik gonadotropini
human injury, fatal accident	kaza

hundred	yüz
hurt while moving	hareket ettirmek ağrıtıyor
hurt while touching	dokunmak acı veriyor
hydrogen peroxide solution	hidrojen peroksit çözeltisi
hydrophobia, canine	kuduz, hidrofob
hyperbaric oxygen chamber	hiper basınç odası
hypertension	yüksek tansiyon, hipertansiyon
hypertension,elevated blood	yuksek tansiyon
hyperthyroidism	hipertiroidzm, tiroit bezlerinin
hypervitaminosis	hipervitaminoz
hypochondria	hipokondri
hypodermic injection	deri altına enjeksiyon
hypomenorrhea	adet kanaması azlığı
hypotension	düşük tansiyon, hipotansiyon
hypotension, low blood	düşük tansiyon
hypothermia	düşük ateş
hypothyroidism	hipotiroidizm, tiroid bezinin
hypouresis, scanty	idrar azalması
hypovitaminosis	avitaminoz
hysteria	isteri, peri hastalığı

I

I	ben
İADLS (instrumental	günlük yaşam aktiviteleri
ibuprofen	ibuprofen
ice bag	buzlu paket
icu monitor	apo monitör
idiocy, imbecility	akıl zayıflığı, zeka geriliği;
immortelle	herdem taze çiçeği
immunoglobulin	immünoglobulin
implant	implant
İMRT intensity modulated	yoğunluk ayarlı radyoterapi
in vitro fertilization centre	ekstrakorporeal dölleme
incise; section	kesmek için, kesmek
incisor	ön dişler
incubator	kültür dolabı/ inkübatör
incubator	kuluçka makinesi

indigestion	hazım zorluğu
indigestion	hazımsızlık, indijesyon
individualized treatment	bireysel terapi
infantile cerebral paralysis	çocuk felci
infantile paralysis	çocuk felci
infectious disease and vaccination	bulaşıcı hastalıklar ve aşılar
infectious diseases	enfeksiyon bölümü
inflammation of the pancreas	pankreas iltihabı
ınflammatory bowel disease	inflamatuvar barsak hastalığı
influenza	grip, nezle
influenza vaccine	grip aşısı
influenza, grip	grip, epidemik grip
infusion drip monitor	damla monitör
infusion support	serum askılıkları
inguinal hernia	kasık fıtığı
initial diagnosis	ilk tanı
injecting	enjeksiyon
injection	enjeksiyon
injection room for children	çocuklar için iğne odası
injections	iğneler
injuries	yaralanma
injury	travma
injury of the	kas gerilmesi
injury, bruise	yaralanma
inoculating	aşılama
inquiry	görüşme
ınsomnia	uykusuzluk, ensomni
insomnia, anhypnosis	uykusuzluk
inspiration	nefes almak
instant cold pack	buz kesesi
instill eye drops	göz damlası damlamak
insulin	insulin
insult; apoplexy	beyin inmesi

insurance provider	sigorta
intern	intörn
internal medicine	terapist
internal medicine	dahiliye bölümü
intertrigo	deri yangısı
intestinal obstruction	bağırsak tıkanması
intramuscular injection	kas içi enjeksiyon
intraocular pressure checks	göz tansiyonu ölçümü
intrauterine device	spiral, rahim içi araç
intrauterine infection	rahim içi enfeksiyon
intravenous injection	damar içine enjeksiyon
ıntravenous pyelography	intravenöz piyelografi
inula flower	inula
iodine	iyot
iodine	iyot, tentürdiyot
iris (of an eye)	gözden iris
iron dextran, dextriferron	demir kompleksi
irregular rhythm	düzensiz ritm
irritable bowel syndrome	tiksindirici bağırsak sendromu
ischemic heart disease	iskemik kalp hastalığı

J

january	ocak
japanese creeper stem	sarmaşık
japanese encephalitis live	japon ensefalitisi canlı aşısı
japanese encephalitis vacci	ansefalit aşısı
jar / pitcher / pot	vantuz şişesi, hacamat şişesi
jaw	çene
joint	oynak, oynar eklem
joint pain	eklemler ağrısı
jugular vein	şahdamarı
july	temmuz
june	haziran

K

kegel exercises	kegel alıştırmaları
keratitis, corneitis	kornea iltihabı, keratit
keratoma; keratosis	keratoma, keratoz

ketone bodies (ket)	keton cisimler
kidney	böbrek
kidney stone, renal calculus	böbrek taşı
kidney transplantation	böbrek nakli
kinesiotherapy	kinesiotherapy
knee	diz
knee-joint	diz eklemleri

L

lab tests	laboratuar araştırmaları
laboratory	laboratuvar
laboratory test result	laboratuvar sonuçları
laboratory test report	laboratuvar deney rapor
laboratory tests	laboratuvar testleri
labour pains	doğum sancısı
lacerated spleen, ruptured	dalak yırtılması
lactation consultant	emzirme danışmanı
lactulose	laktuloz
laparoscope	laparoskop
large intestine	kalın bağırsak
laryngitis	larenjit, gırtlak iltihabı
lasık centre	lazer görme düzeltimi
last month	geçen ay
last week	geçen hafta
last year	geçen yıl
lavage tube	mide yıkama sonda
leaf	yaprak
left kidney	sol böbrek
leg	ayak
leprosy	cüzam, miskin hastalığı, lepra
leucorrhoea	lökore, kadınlarda olan beyaz
leukemia, anemia	lösemi
leukogram	leukogram
lie	yatmak
lie down	karın üzerine yatmak
lie on back	sırt üstü yatmak
ligament	bağ

ligament, arch	bağ, bağdoku, kiriş
ligament/joints injury	lıgament/eklemler yaralanması
limbs	azalar
linseed	keten tohumu
lip	dudak
lipid lowering	antikolesterol ilaç
lipoma	yağ dokusu tümörü, lipom
liquorice, licorice root	meyankökü
list of physicians	doktorlar
lithotrite	litotrit
little finger	küçük parmak
live attenuated hepatitis a	hepatit a attenüe canlı aşısı
live attenuated vaccine	virülansı azaltılmış canlı
liver	karaciğer
long	uzun
long ago	uzun zaman önce
lose consciousness	bayılmak
lose consciousness	bilinç kaybı
lose weight	zayıflamak
loss of appetite	iştah kaybı
loss of	bayılmak
lotion	losyon
low sexual vigor	erkeğin cinsel iktidar azalması
low potency	potens azalma
low pressure	düşük tansiyon
low temperature	ateşin düşmesi
lubricant	yağ/kaydırıcı
lumbar puncture	bel ponksiyonu
lumbar puncture set	lomber ponksiyon seti
lumbar vertebra	bel omurları
lumbus	bel
lumps/gelosis	sertleşmesi
lung	ciğerler
lymph	lenf, akkan
lymph node	lenf bezisi
lymphocytes (lymph)	lenfositler

M	
magnolia	manolya
main diagnosis	temel tanı
make a diagnosis	teşhis koyma
malaria, vernal fever	malarya, sıtma
male circumcision	sünnet
male fern rhizome	pamuk atı
male reproductive system	erkek cinsel organları
male/female	erkek /bayan
mammography	göğüş radyografisi, mamografi
mammography	mamografi
managing medications	ilaç alımı kontrol etmek
march	mart
marital status	medeni hali
mask	maske
massage table	masaj koltuğu
massage treatment	masaj
mastitis; breast	mastit, meme iltihabı
mastopathy; mastosis	mastopati, göğüs hastalığı veya
maternity	yenidoğan bölümü
maternity hospital	doğum evi
may	mayıs
mazischesis; retained	plasenta ve membranların
mean corpuscular	alyuvarda ortalama
mean corpuscular	alyuvarda ortalama
measles	kızamık
measles, epidemic roseola	kızamık
meconium	ilkdışki, mekonium
medical apprentice	pratiker doktor
medical equipment	cihazlar, aygıtlar, teçhizat
medical implants	implant
medical liquor	tıbbi tentürleri
medical oncology clinic	kanser tedavisi kliniği
medical prescription /	reçete/formül
medical puncture to extract	ponksiyon
medical records office	danışma

medicinal spring	tıbbi kaynaklar
medicine box	tıbbi bakım teçhizatı
medicine in liquid form /	losyon
medicines/drugs	ilaçlar
melanoma	melanom
memory	hafıza
meningitis	menenjit
meningococcus	meningokok
meningococcal vaccine,	n.meningitidis aşısı
menopause	menopoz
menopause, andropause	menopoz
menorrhagia, uterine	uterus kanamaları, metroraji
menostaxis	menstruasyon müddetinin
menstrual cramps	adet sancısı
menstrual cycle;	adet döngüsü
menstrual disorder	adet düzensizlik
menstrual disorder	menstrüel bozukluklar
menstrual pain /	adet sancısı
menstrual pain-killers	adet ağrısı kesici
menstruation, period	adet
mental health	zihinsel sağlık
mental health and	ruh sağlığı ve davranışsal tıp
mental illness	zihinsel hastalık
menthol	mentol
metroptosis/uterine	rahim düşmesi, uterusun
microbiologist	mikrobiyolojist
microbiology lab	mikrobiyoloji labaratuarı
micropump	mini-pompa
microscope	mikroskop
microsurgery	mikro cerrahi
middle finger	orta parmak
midwife; accoucheuse	ebe doğum hekimi, lavta
midwifery; obstetrics	ebelik
migraine	migren
milfoil; nose-bleed	chiba achillea
million	milyon

mint	nane
mobile ct system	mobil bilgisayarlı tomografi
moisturizing ointment for	yanık nemlendirici merhem
molar tooth	azı dişi
mole, birthmark	ben
monday	pazartesi
mongolian thyme	moğol dağ kekiği
monocytes (MONO)	monositler
month/month of	ay/üretim ayı
morbid anatomy	otopsi bölüm
more movement	daha çok hareket
morning sickness	sabah bulantısı
mortuary	morg
mouth	ağız
mouthrinse	ağız çalkalama ilacı
movement (of baby)	bebeğin hareketleri
MRI room	manyetik rezonans tomografi
mrsa, hospital bug,	metisilin dirençli
multiple sclerosis	multipl skleroz
multivitamin	multivitamin
muscle	kas, adele
muscle	kaslar
muscle pull; muscle sprain	kas incinmesi
muscle weakness	kas zayıflığı
muscle, tendon	göğüs kafesi kasları
muscles and joints health	kaslar ve bağlar sağlığı
musculoskeletal	kas-iskelet sistemi
myocardial infarction	miyokard enfarktüsü
myocardial ischemia	miyokard iskemisi
myocardosis;	miyokardozis, cardiomyopathy
myositis	kas iltihabı, miyozit

N

nationality	uyruk
natural family planning	aile planlaması
nausea	bulantı
nausea, vomiting	mide bulantısı, kusma

nearsightedness, myopia	miyop, uzağı iyi görememe
neck	boyun
neck	ense
neck bone, cervical vertebra	boyun omuriliği
needle	iğne
needle forceps (holder)	iğne kelepçe
neonatal	yenidoğan
neonatal unit	yenidoğan, yenidoğan üniteleri
neonatologist	neonatolog
nephratonia, renal disease	böbrek yetmezilği
nephrologist	nefrolog
nephrology	nefraloji bölümü
nephroptosis / movable	böbrek düşüklüğü, nefroptoz
nervous system	sinir sistemi
nervousness,	sinirlilik, asabiyet, nervozite
nervus vagus; tenth cranial	vagus, onuncu kafa siniri
neuralgia	nevralji, sinir ağrısı
neurodermatitis	nörodermatit
neurologist	nörolojist
neurology	sinir hastalıkları bölümü
neuroradiology	beyin cerrahisi
neurosis	nevroz, sinir bozukluğu
neurosurgeon	beyin cerrahı doktoru
neurosurgery	beyin cerrahisi bölümü
neutrophils	nötrofiller
new born and child health	yeni doğan ve çocuk sağlığı
new born jaundice, icterus	yenidoğan bebek sarılığı
next month	gelecek ay
next week	gelecek hafta
next year	yıl
ninety	doksan
ninth	dokuzuncu
nipple	meme başı
nitroglycerin	nitrogliserin
nonsteroidal anti-	nsaıd, steroid olmayan anti-
nootropil, piracetam	pirasetam

normal delivery	normal doğum
norwalk virus	norvalk virüsü
nose	burun
nosebleed	burundan kan gelmesi
nosebleed, epistaxis	epistaksis, burun kanaması
november	kasım
numbness	uyuşma
nurse	hemşire
nurse, head/charge	baş hemşire

O

obesity	şişmanlık
obstetrical ward	doğum bölümü
obstetrician	obstetrisyen, doğum uzmanı
obstetrics	ebe hekimliği
occupation	meslek
october	ekim
oedema, hypostasis	ödem, edema, su toplanması
office	ofis
often	sıksık
oil	yağ
ointment, balm	merhem
oliguria, poor urination	oligüri
oliguria, poor urination	oligüri, yetersiz idrara çıkma
oncologist	onkolog
oncology	onkoloji bölümü
one hundred thousand	yüzbin
one thousand	bin
onychomycosis, nail fungus	onikomikoz, tırnakların
operating coat	ameliyat giysisi
operating room	ameliyat bloku
operating table	ameliyat masası
operation	ameliyatlar
operation-costs/surgery	ameliyat ücreti
ophthalmologist	göz doktoru
ophthalmology	oftalmoloji
ophthalmoscope	oftalmoskop

opium	afyon
optic atrophy	optik atrofi
optic nerve /visual nerve	görme siniri
oral contraceptive	oral kontraseptif
oral contraceptive	oral kontraseptif
oral polio vaccine, live oral	oral polio virüsü aşısı
orange	turuncu
orchitis	testis iltihabı, orşit
organs and body parts	organlar ve vücudun bölümleri
orthodontic braces	diş teli
orthodontist	ortodontist
orthopaedic surgery	ortopedi bölümü
orthopaedics	ortopedi bölümü
orthopaedics rehabilitation	ortopedik rehabilitasyon
orthopedist	ortoped
osteoarthritis	osteoartrit
osteochondrosis	osteokondrozis
osteoporosis	osteoporoz
osteoporosis	osteoporoz
otorhinolaryngology /ent	oftalmoloji bölümü
otoscope	otoskop
outpatient department of	pediatri
outpatient department;	polikliniği/ayakta tedavi
ovarian cancer	yumurtalık kanseri
ovarian cyst	yumurtalık kist
ovarian dysfunction	yumurtalık fonksiyon
ovary	yumurtalık, over, ovarium
overall health	genel durum
overalls	iş önlüğü
ovulation	yumurtlamak, ovülasyon
ovule	yumurtacık
oxygen tube (cylinder)	oksijen tüpü
P	
pacemaker	kalp pili
pain	ağrı
painless	acısız, ağrısız

pale	soluk
palliative care	palyatif tedavi
palliative medicine	palyatif tıp bölümü
pallor	solukluk
palm	avuç içi
palpation	el ile muayene
palpation	palpasyon
palpitation	kalp çarpıntı
pancreas	pankreas
pancreatine	pankreatin/sindirici ilaç
pancreatitis	pankreas iltihabıdır
panic attack	panik atak
panthenol	pantenol
PAP smear, Papanicolaou test	rahim kanseri teşhis testi
paracetamol	parasetamol
paralysis	felç
paralysis	felç, felçli olmak
parasite	parazit
parotitis	kabakulak
past history	geçmiş hastalıklar
patella; kneecap	diz kapağı
pathological section	patolojik kesiti
pathologist	patoloji uzmanı
pathology	patoloji bölümü
patient	hasta
peach seed	şeftali çekirdeği
pediatric unit	pediatri bölümü
pediatrician	pediatr
pelvic examination	jinekoloji muayenesi
pelvis	leğen, havsala
penis	erkek cinsel organı
penlight	el feneri
pentavalent vaccine	pentavalan human-bovine
percussion	vuruşlu muayene
perforating wound	kesici delici yarası

perform cupping therapy	vantuz (şişe) tedavi
pericard	perikard
pericoronitis	dişetinin iltihabı
periodontal abscess, lateral	periodontal abse
periodontitis (gum	periyodontit, dişeti iltihabı
peritoneoscope	peritoneoskop
permanent tooth/adult	kalıcı dişler
personal history	kişisel geçmiş
personal hygiene	ve kişisel hijyen
personality disorder	kişilik bozukluğu
pertussis, hundred-day	boğmaca
pertussis; hundred-day	boğmaca
phalanx; knuckle joint	parmak kemiği
pharmacist	eczacı
pharyngitis	farenjit, yutak iltihabı
phobia	fobi, korku
phone	telefon
physical examination	genel muayene
physical therapy, pt	fizyoterapi
physician	doktor
physiotherapist	fizyoterapist
physiotherapy	fizyterapi bölümü
pill or tablet	tablet
pillow case	yastık kılıfı
pine pollen	çam poleni
pink	pembe
pinworm; seat worm	kılkurdu, askarit
place a crown	köprü yaptırmak
placenta	dölyatağı
placenta praevia/placental	plasenta previa
plantain seed	plantago
plaster	yara bandı
plaster bed	alçı
plaster; patch; finger tape	yapışkan bant
plastic surgeon	plastik cerrahi
plastic surgery	plastik cerrahi

plugged milk duct,	süt tıkanıklık
pm&r	rehabilitasyon bölümü
pneumococcus	pnömokok
pneumonitis, lung fever	pnömoni, zatüre
poisoning	zehirlenme
pollen allergy	saman nezlesi
polyarthritis; amarthritis	poliartrit
polyclinic;	poliklinik
pomegranate	nar
poor menstruation	yetersiz menstrüel
portable hearing aid	portatif işitme cihazı
postpartum	doğum sonrası
postpartum depression	doğum sonrası depresyonu
powder	toz
practician	pratiker
prednisolone	prednizolon
pregnancy	hamilelik
premature birth,	erken doğum
premature labour	alıştırma sancısı
premature labour, early delivery, miscarriage	erken doğum, düşük
prenatal centre	prenatal merkezi
preparing meals	yiyecek hazırlamak
prescribe	reçete yazmak
prescription	reçete
prescription	reçete ve ilaçlar
prescription at discharge	çıkışta doktor tavsiyesi
presenting complaint	temel şikayet
preventive treatment	önleyici tedavi
primitive reflexes	ilkel refleksi
procedure date	tedavi tarihi
proctoscope	proktoskop
professor	profesör
professor (of medicine)	tıp profesörü
prognosis	teşhis
prognosis	tahmin

projects	proje, obje
proprietary chinese	çin ilaçları
prostate	prostat, kestanecik
prostate cancer	prostat kanseri
prostatic adenoma	prostat adenoma
prostatic fluid	prostat salgısı
prostatitis	prostatit, kestanecik iltihabı
protein	protein
protein (PRO)	albümin
pruritus	kaşıntı
PSA prostate antigen	prostat spesifik antijen, PSA
psa prostate specific	prostat-özgül antijen
psoriasis	sedef hastalığı
psychiatric department	psikoloji bölümü
psychiatrist	psikiyatrist
psychic trauma	ruhsal travma
psychological disorder	ruhsal bozukluk
psychologist	psikolog
psychosis, mental disorder	psikoz, ruhsal denge
pulmonology	pulmonoloji
pulse	nabız
pulse diagnostics	nabız diyagnostik
pumping (breast milk)	süt sağımak
puncture wound	patlak yarası
pupil (of eye)	göz bebeği
purple	mor
push	ıkınmak
put in a false tooth; crown a	diş protezi
put on clothes	giyinmek
pyridoxine, vitamin b6	vitamin b6
Q	
quantity prescribed	belirli miktar
quinsy, anjin	anjin, boğaz iltihabı, boğak
R	
R unit; X ray	röntgen
rabies vaccine	kuduz aşısı

radiation oncology	radyasyon onkolojisi bölümü
radiculitis	radikülit/sinir kökü iltihabı
radiographer	röntgen laborant
radiotherapeutic equipment	radyoterapi ekipmanları
radiotherapy	radyoterapi bölümü
rapid fatigability	yorgunluk
rapid fatigability	yorgunluk
rare urination	nadir işeme
rare urination	seyrek idrara çıkma
rarely	nadiren
rash	döküntü
rattan, cane; creeper plant	kamış
reaction ph	reaksiyon
recently	yakın zamanda
reception/admission	danışma
recover health	sağlığın düzelmesi
rectal cancer, rectal	rektum kanseri
rectal examination	rektal muayene
rectal tube	rektal tüp
rectum	düz bağırsak
red	kırmızı
redness	kırmızılık
rehabilitation medicine	rejeneratif tıp
relapse	nüks
relax	rahatla
renal dialysis services	periton diyalizi servisi
renal medicine	nefroloji
reproductive medicine	üreme tıbbı
reproductive system	üreme sistemi
respirator	solunum cihazı/respirator
respiratory tract health	iç ve üst solunum yolları
results of the exam	anket sonuçları
resuscitation room	reanimasyon
resuscitationist	acil hekimi
retention of urine	üriner retansiyon
retinal detachment, retinal	retina dekolmani

retinol, vitamin a	vitamin a
RH blood type	RH faktörü
rh negative	negatif
rh positive	pozitif
rheumatism	romatizma
rheumatism	romatizma, yel
rheumatoid arthritis	iltihaplı romatizma
rheumatologist	romatolog
rheumatology	revmatoloji
rhinoscope	rinoskop
rhubarb	ravent
riboflavin, vitamin B2	vitamin B2
ribs	kaburga
rickets; rachitis	raşitizm
right kidney	sağ böbrek
right/left eye	sağ/sol göz
ring finger	yüzük parmağı
ringing in ears	kulak çınlaması
rip/tear (vagina split)	yırtık (vajinal)
ripples in the eyes	göz kamaşması
root	kök
root of tooth	diş kökü
rosewood, dalbergia wood	dalbergia
rosy	pembe
rotavirus	rotavirüs
rotavirus gastroenteritis	rotavirus aşısı
routine examination	standart anket
rubber band	elastik bant
rubber glove	eldiven
ruler/tape measure	santimetre
runny nose	nezle
S	
sacrum, resurrection bone	kuyruk sokumu kemiği
safe	güvenli, tehlikesiz
safe and sound	sapasağlam
safflower	aspir

saffron	safran
salt	tuz
salvia	adaçayı
sandalwood	sandal ağacı
saponin vaccine	saponin aşısı
saturday	cumartesi
scabies	kaşıntı
scale	terazi
scalpel	skalpel
scanty urination	yetersiz idrara çıkma
scarlatinal combined	kızıl aşısı/ ags aşısı
schizophrenia	şizofreni
sciatic nerve; nervus	siyatik, siyatik siniri
scissors	makas
scoliosis, spinal curvature	skolyoz, omurga eğriliği
scrotum	testis/husye torbası /skrotum
second	ikinci
sedative drug	sedatif ilaç
see things in a blur	göz bulanıklığı
seed	tohum
sengstaken-blakemore tube	sengstaken-blakemore tüpü
senile dementia	yaşlılık bunaması
senna leaf (folium sennae)	sinameki
sense of vision	görme
september	eylül
septic shock	septik şok
seriously ill	ağır hasta
service	hizmet, servis
seventh	yedinci
seventy	yetmiş
sexual impotence	empotens, cinsel güçsüzlük
shadowless lamp	gölgesiz lamba
shaggy-fruited dittany bark	geyik otu kabuğu
she	o
sheet	çarşaf
shivering	titreme

shock	şok
shortness of breath	nefes kısalığı
shoulder	omuzlar
shoulder joint	omuz eklemleri
SIDS (sudden infant death	ani bebek ölüm, beşik ölümü
sigmoidoscope	kolonoskop
signature	imza
silk sutures	ipek ipliği
single pregnancy	tekli gebelik
sinusitis	sinüzit
sit	oturmak
sit down	otur
sixth	altıncı
sixty	altmış
siyatik hastalığı; siyatik	sciatic neuralgia; sciatica
skin	deri, cilt
skin, hair and nails health	deri, saçlar, tırnak sağlığı
skin-test	cilt testi
skull	kafatası
skull trauma	kafa travması
slit lamp	yarık lamba
small intestines	ince bağırsak
smarting eyes, eye pain	göz ağrısı
smear	yayma, froti
smell	koku
smoking	sigara içmek
snap	çıtırtı
sneezing	hapşırmak
sodium fluoride	sodyum florür
soft tissues trauma	yumuşak dokular travması
sole	ayak bileği
soles of the feet	taban
soporific	uyutucu ilaç
sore throat	boğaz ağrısı
sores	ülserler
sores	yara

sour mouth	ağızda ekşilik
spasm, convulsions	spazm
specific weight (SG)	özgül ağırlık
spencer's disease; intestinal	mide ve bağırsak iltihabı
sperm; spermatozoa	spermatozoit, erkek dölleme
spider nevus, stellar nevus	nevüs, hemanjiyom
spinal cord	omurilik
spinal disc herniation	belfıtığı
spine	belkemiği, omurga
spine	omurga
spine diseases	belkemiği hastalıklar
spiral ct scanner	spiral ct tarayıcı
spirit; alcohol	ispirto
spleen	dalak
splint	lastik
sports medicine & surgery	spor hekimliği ve cerrahisi
spotting	kan lekesi
squamous cell carcinoma	skuamöz hücreli karsinom
srs stereotactic radiosurgery	stereotaktik radyocerrahi
staff toilet	personel tuvaleti
stand	durmak
stand up	kalkmak
standard / norm /	standart / norm / şartname
STD, sexually transmitted	zuhrevi hastalıklar
stem	dal
stenocardia, angina pectoris	angina pektoris, göğüs anjini
sterility	kısırlık
sterilization and	sterilizasyon ve dezenfeksiyon
steroid	steroid
stethoscope	stetoskop
stomach	mide
stomatitis, canker sore	aftöz ülser, ağız ülseri,
stool ova & parasites test	dışkı parazit yumurtalar analizi
stool test	dışkı analizi
streptococcic multivalent	ags multivalan aşısı
stress	stres

stretch marks	gerilme izleri
stretcher	sedye
suction/aspirator	aspiratör
suffocate	nefes alamama
sunday	pazar
sunstroke	güneş çarpması
supportive treatment	idame tedavisi
suppository	supozituar
suprarenal capsule, adrenal	böbrek üstü bezi
suprastin	suprastin
surgeon	cerrah
surgical amputation	kesme, amputasyon
surgical boots, boot covers	galoş
surgical drape	cerrahi örtü
surgical hair restoration	saç ektirme
sweating	terleme
sweats	terlemek
swell	şişme
swell up	şişme
swell, be swollen	şişme
swelling of the face	yüzde şişlik
swelling of the legs	bacaklarda şişme
swollen	şişme
syncope	bayılma
synechia	sineşi
syphilis	frengi, sifilis
syphilis serology	sifiliz serolojisi
syringe	şırınga
syrup	şurup

T

tachycardia / palpitations	kalp atımının hızlanması,
take off	soyunmak
tapeworm	bağırsak kurdu, şerit, tenya
tea	çay
tea tree, camellia sinensis	çay ağacı
techniques of physical	muayene yöntemleri

teeth	dişler
teeth health	diş sağlığı
teeth whitening	diş beyazlatma
temper tantrum	öfke nöbeti, sınır krizi
temperature	ateş
temperature measurement	vücut ısısı ölçümü
temple	şakak
tendon	kiriş, sinir, tendon
tendon	veter, kiriş
tendon tear; tendon rupture	tendonu kopması
tenth	onuncu
terminally ill	tedavisi mümkün olmayan
test	test
test tube	tüp
testis	erbezi, testis
tetanus, catalepsy	tetanos
tetanus,vorum	tetanos, kazıklıhumma
the average platelet count	ortalama trombosit hacminin
the platelet heterogeneity	trombosit heterojenlik indeksi
the third	üçüncü
therapy/procedure	tedavi metotları/prosedür
thermometer	ateş ölçer
thermometer	derece
they	onlar
thiamine, vitamin b1	vitamin b1
thigh	uyluk
thirty	otuz
this month	ay
this week	hafta
this year	bu yıl
thoracalgia, intercostal	gözün ağrısı
thoracentesis set	plevral ponksiyon seti
thoracic vertebra	göğüs omurları
threatened miscarriage	düşük tehlikesi
throat	boğaz
throat closing,	gırtlak spazmı

thrombocrit	thrombocrit
thrombocyte, (blood)	trombositler
thromboembolism	trombolism
thrombosis	tromboz
thrombus	trombüs
thrush, candidiasis	candidiasis
thrush; mycotic stomatitis	pamukçuk, aftöz stomatit
thumb	büyük parmak
thursday	perşembe
thyme; brotherwort	kekik
thyroid	trioid kalkanı
thyroid gland	kalkanbezi, tiroit bezi
thyroidectomy	tiroid bezinin ameliyatla
tibia; shin bone	kaval kemiği, incik kemiği
time	saat
tissue transfer/transplant	organ nakli/transplantasyon
to be nervous	sinirlenmek
to examine	muayene / inceleme yapmak
to extract a tooth	diş çekimi
to fill a tooth (cavity)	diş dolgusu
to make herbal tea	bitki çayı yapmak
to stay in the hospital	hastanede kalmak
to stop menstruating	menstrüel durması
today	bugün
toe	ayak parmakları
toilet for man	erkekler tuvaleti
toilet for woman	bayanlar tuvaleti
toileting	tuvalet yapmak
tomorrow	yarın
tongue	dil
tongue depressor (spatula)	dil basacağı (spatula)
tongue diagnosis	dil diagnostik
tonometer, blood pressure	tonometre
tonsilis	bademcik
tonsillitis	tonsilit, bademcik iltihabı
too	çok fazla

tooth pain	diş ağrısı
tooth-brush	diş fırçası
tooth-paste	diş macunu
topical (TOP)	lokal
top of the head	tepe
torch complex	torch hastalıkları
torch infections test	torch testi
tourniquet	hemostatik
tourniquet, garrot	sargı bezi
towel	havlu
toxoid, antitoxin	anatoksin
toxoplasmosis	toksoplazmoz
trachea	şezen
tracheitis	trakeit, soluk borusu iltihab
trachelomyitis	boyun kaslarının iltihabı
trachoma; contagious	trahom
transferring	yürütmek, hareket etmek
transfusion set	transfüzyon seti
transparency (CLA)	şeffaflık
transvaginal	transvajinal ültrason
transvaginal	transvajinal ultrasonografi
transverse lie	transvers ve oblik pozisyon
trauma service	ortopedik travma
traumatology department	travmataloji bölümü
travelers' health &	gezginlerin sağlık ve aşılaması
vaccination centre	merkezi
tray	tepsi
treatment	tedavi
treatment	tedavi
treatment period	tedavi süresi
treatment-costs	tedavi ücreti
tremor of hands	el titremesi
trial vaccine	deneme aşısı
trichophytosis, ringworm	trikofitoz, kuru kel, mantar
triplets	üçüz
tooth enamel	diş minesi

tubal ligation	tüp ligasyonu,tüplerin
tubal pregnancy,	ektopik gebelik, dış gebelik
tuberculosis	tüberküloz, verem, ince
tuesday	salı
tumor detection screening	kanser için tarama (nitelik)
turn/turn around	dönmek
tussilago	öksürükotu
twelve	oniki
twenty	yirmi
twin pregnancy	ikiz gebelik
two hundred	iki yüz
typhus vaccine	tifüs, karahumma aşısı

U

ultrasonic color doppler	renkli dopler ultrason sistemi
ultrasonic department	ultrason bölümü
ultrasonography	ultrasonografi
ultrasound	ültrason
unique drug identifying	ilacın tek belirleyıcı
unique ıngredient	ilaçın içerik maddesi belirleyıcı
universal operating table	universal ameliyat masası
upper eyelid/lower eyelid	üst göz kapağı/alt göz kapağı
upper respiratory tract	üst solunum yolu enfeksiyonu
ureter	idrar yolu
urethra	idrar yolu ,üretra
urethritis	iltihabı
urinal catheter	üretral kateter
urinary tract infections	idrar yolu enfeksiyonu
urination	idrar çıkarma
urine incontinence	idrarını tutamama
urine test	idrar tahlili
urine test	idrar tahlili
urobilin (UBG)	ürobilin
urodochium	pisuar
urolithiasis, kidney stone	ürolitiyazis, idrar taşı hastalığı
urologist	ürolog
urology	üroloji

urology	üroloji bölümü
urology and male health	üroloji ve erkek sağlığı
uroschesis, urine retention	idrar gecikmesi
urticaria	ürtiker, kurdeşen
use drugs	uyuşturucu kullanmak
use telephone	telefon kullanmak
useful adjectives	faydalı sıfatlar
useful verbs	faydali fiiller
useful words	faydalı sözler
uterine fibroid, uterine	miyom
uterus/womb	rahim

V

v (intravenous)	intravenöz
vaccination	vaksinasyon, aşı yapma
vaccine	aşı
vaccine, shot	aşı
vagina	döl yolu, vajen
vaginal discharge	vajinal akıntı
valerian tincture	kediotu (tentür)
valeriana; setwell	kediotu
valocordin	valokordin
vancomycin resistant	vankomisin dirençli
varicose veins	variköz venler
varicosity, phlebeurysm	varıs
variolovaccine	çiçek hastalık karşı aşısı
vascular diagnostic	damar diagnostiği laboratuvarı
vascular surgery	damar cerrahisi bölümü
vasoconstriction	damar büzülmesi, beyin
vegetative-vascular dystonia	vasküler distoni
vegetative-vascular dystonia	vasküler distoni
vein	damar
veins	damarlar
venesection set	venostomy seti
ventilator	ventilatör
verminosis; helminthiasis;	solucanlanma, kurt hastalığı
vertebra	omurlar

virus	virüs
vision screening	göz bozukluğu ölçümü
visual acuity chart	görme keskinliği tablosu
vitalipid	vitalipid
vitamin	vitamin
vitamin AD	vitamin AD
vitamin B	vitamin B
vitamin B complex	vitamin B
vitamin B 12	vitamin B 12
vitamin D deficiency	D vitamini eksikliği
vitamin deficiency,	vitamini eksikliği, avitanimoz
vitamin E	vitamin E
vitamins	vitaminler
vitiligo, leukoderma	lökoderma, beyaz lekeler
vocal cords	ses telleri
volunteers	gönüllüler odası
vomiting	kusma

W

waist	böğür
waiting area	bekleme odası
wake up	uyan
walnut seed	ceviz
wart, verruca	siğil, yumru
wash clothes	çamaşır yıkamak
washing room	yıkama odası
water- soluble vitamins	suda çözünen vitaminler
water; amniotic fluid	amniyotik sıvı
we	biz
weakness	güçsüzlük
weakness	zayıflık, halsizlik
wednesday	çarşamba
weight	ağırlık, kilo
weight change	kilo değişikliği
weight measurement	ağırlık ölçümü, yükseklik
west nile virus	batı nil virüsü
western drugs	batı ilaçları

wet cough, productive	balgam üreten öksürük
wheelchair	tekerlekli sandalye
wheelchair (electric)	elektrik tekerlekli sandalye
white	ak, beyaz
white blood cell / leucocyte	akyuvarlar
white blood cell / leucocyte	beyaz kan hücreleri
white blood cells (WBC)	akyuvarlar
white peony	şakayık, beyaz şakayık kökü
wisdom tooth	akıl dişi
woman reproductive system	kadın üreme sistemi
women's health	kadın sağlığı
wound	yara
wrench; sprain, dislocation	burkmak, burkulmak
wrist	bilek
wrist joint; radiocarpal joint	bilek eklemi
X-ray department	röntgen bölümü
X-ray examination	röntgen çektirmek
X-ray machine	röntgen
X-ray mammary machine	meme röntgeni

Y

year	yıl
year of manufacture	üretim tarihi
yeast infection, candidiasis,	kandidiaz, pamukçuk
yellow	sarı
yesterday	dün
you	sen
you (pl.)	siz

Z

zinc gluconate	çinko

APPENDIX

Dünya Sağlık Örgütü (WHO) Temel İlaçlar Listesi	WHO Model List of Essential Medicines
Antibakteriyeller	**Antibacterials**
Penisilinler	*Penicillins*
Penisilin g potasyum kristalize	Benzylpenicillin
Penisilin g benzatin	Benzathine Benzylpenicillin
Oksasilin	Oxacillin
Ampisilin	Ampicillin
Piperasilin-tazobaktam	Piperacillin
Amoksisilin	Amoxicillin
Amoksisilin ve Klavulanat Potasyum	Amoxicillin and Clavulanate Potassium
Sefalosporin	*Cephalosporins/Beta Lactam medicines*
Sefazolin	Cefazolin

Sefradin	Cefradine
Sefaleksin	Cefalexin
Sefuroksim	Cefuroxime
Seftriakson	Ceftriaxone
Seftazidim	Ceftazidime
Aminoglikozid	*Aminoglycosides*
Amikasin	Amikacin
Gentamisin	Gentamycin
Tetrasiklinler	*Tetracyclines*
Doksisiklin	Doxycycline
Makrolid grubu	*Macrolides*
Eritromisin	Erythromycin
Azitromisin	Azithromycin
Diritromisin	Dirithromycin
Klaritromisin	Clarithromycin
Diğer antibiyotikler	*Other antibiotics*
Klindamisin	Clindamycin
Fosfomisin	Fosfomycin

Bileşik sulfametoksazol	Compound sulfamethoxazole
Sülfadiazin	Sulfadiazine
Kinolonlar	*Quinolones*
Norfloksasin	Norfloxacin
Siprofloksasin	Ciprofloxacin
Levofloksasin	Levofloxacin
Nitroimidazoller / nitrofuranlar	*Nitroimidazoles / nitrofurans*
Metronidazol	Metronidazole
Tinidazol	Tinidazole
Nitrofurantoin	Nitrofurantoin
Tüberkülozis tedavisi	*Anti-tuberculosis*
Izoniazid	Isoniazid
Rifampisin	Rifampicin
Pirazinamid	Pyrazinamide
Etambutol	Ethambutol
Streptomisin	Streptomycin
Sodyum Aminosalisilat	Sodium Aminosalicylate
Cüzzamkarşı ilaçlar	*Antileprosy medicines*

Dapson	Dapsone
Antimantar ilaçlar	*Antifungal medicines*
Flukonazol	Fluconazole
Nifuratel	Nifuratel
Nisfungin	Nysfungin
Nistatin	Nystatin
Antiviral ilaçlar	*Antivirals*
Asiklovir	Aciclovir
Ribavirin	Ribavirin
Anthelmintik	**Antihelminthics**
Antimalaryal/sıtma ilacı	*Antimalarial medication*
Klorokin	Chloroquine
Primakin	Primaquine
Pirimetamin	Pyrimethamine
Anaerob bakteriler ve protozoa karşı ilaç	*Antiprotozoal medicines*
Metronidazol	Metronidazole
Leishmania karşı ilaç	*Antileishmaniasis medicines*

Sodium Stibogluconate	Sodium Stibogluconate
Şistozomiyaz karşı	*Antischistosomals*
Prazikuantel	Praziquantel
Parazitik karşı ilaç	*Intestinal antihelminthics*
Albendazol	Albendazole
Anestezik, uyuşturucu ilaçlar	**Anesthetic / narcotic / chloroform**
Antiaritmik/lokal anestezik	*Antiarrhythmic medicines*
Lidokain	Lidocaine
Bupivakain	Bupivacaine
Prokain	Procaine
Genel anestezi için gerekli malzemeler	*General anaesthetics*
Ketamin	Ketamine
İzofluran	Isoflurane
Propofol	Propofol
Yedek gevşetici	*Adjunctive relaxant*
Sukametonyum Klorid	Suxamethonium Chloride

Rokuronyum Bromid	Vecuronium Bromide
Ağrı Kesici / Ateş Düşürücüler> Uyuşturucu Etkiye Sahip İlaçlar	**Medicines for pain and palliative care**
Ağrı kesici, analjezi,	*Analgesics*
Fentanil	Fentanyl
Petidin	Pethidine
Morfin	Morphine
Kodein	Codeine
Bucinnazin	Bucinnazine
Steroid olmayan ilaç antiinflamatuar ilaç	*Nonopioids and nonsteroidal anti-inflammatory drugs (NSAIDs)*
Parasetamol	Paracetamol
Aspirin	Aspirin
Ibuprofen	Ibuprofen
Sodyum Diklofenak	Sodium Diclofenac
Indometasin	Indometacin
Gut ilaçları	*Medicines used to treat gout*
Allopurinol	Allopurinol

Kolşisin	Colchicine
Asetilsalisilik asit	Acetylsalicylic acid
SİNİR SİSTEMİ	**Nervous system**
Parkinson İlaçları	*Antiparkinsonism medicines*
Amantadin	Amantadine
Trihexyphenidyl	Trihexyphenidyl
Antikolinesterazlar	*Goldflam's disease/myasthenia gravis medicines*
Neostigmin	Neostigmine
Piridostigmin Bromür	Pyridostigmine Bromide
Anti-epileptik ilaç	*Anticonvulsive medication*
Karbamazepin	Carbamazepine
Sodyum Valproat	Sodium Valproate
Fenitoin Sodyum	Phenytoin Sodium
Fenobarbital	Phenobarbital
Calsiyum kanal blokerleri/Antivertigo ilaçlar	*Calcium channel blocker*
Nimodipine	Nimodipine

Ergotamin ve kafein	Ergotamine and Caffeine
Mannitol	Mannitol
Betahistin	Betahistine
Flunarizin	Flunarizine
Uyarıcı ilaç	*Central stimulant*
Siticoline Sodium	Citicoline Sodium
Nikethamid	Nikethamide
Lobelin	Lobeline
Huperzin A	Huperzine A
Psikoterapik ilaçlar	**Medicines for mental and behavioural disorders**
Antipsikotik ilaç	*Antipsychotic drug*
Perfenazin	Perphenazine
Klorpromazin	Chlorpromazine
Haloperidol	Haloperidol
Sülpirid	Sulpiride
Flufenazin deconat	Fluphenazine Decanoate
Klozapin	Clozapine

Risperidon	Risperidone
Ketiapin	Quetiapine
Aripiprazol	Aripiprazole
Penfluridol	Penfluridol
Antidepresan ilaç	*Antidepressant drug*
Paroksetin	Paroxetine
Amitriptilin	Amitriptyline
Doksepin	Doxepin
Klomipramin	Clomipramine
Anksiyete giderici ilaçlar	*Medicines for anxiety disorders*
Diazepam	Diazepam
Klonazepam	Clonazepam
Lorazepam	Lorazepam
Estazolam	Estazolam
Alprazolam	Alprazolam
Lityum Karbonat	Lithium Carbonate
Sedatif hipnotikler	*Sedative hypnotics*
Zopiklon	Zopiclone

Midazolam	Midazolam
Kardiyovasküler ilaçlar	**Cardiovascular medicines**
Antianjinal ilaçlar	*Antianginal medicines*
Nitrogliserin	Nitroglycerin
İzosorbid Dinitrat	Isosorbide Dinitrate
Nifedipin	Nifedipine
Diltiazem	Diltiazem
Antiaritmikler	*Antiarrhythmic medicines*
Miksiletin	Mexiletine
Propafenon	Propafenone
Prokainamid	Procainamide
Propranolol	Propranolol
Atenolol	Atenolol
Metoprolol	Metoprolol
Amiodaron	Amiodarone
Verapamil	Verapamil
Kalp yetmezliğinde kullanılan ilaçlar	*Medicines used in heart failure*

Digoksin	Digoxin
Deslanosid	Deslanoside
Simvastatin	Simvastatin
Anjiyotensin Antagonistleri	**Antihypertensive medicines**
Kaptopril	Captopril
Enalapril	Enalapril
Valsartan	Valsartan
Sodyum Nitroprusit	Sodium Nitroprusside
Magnezyum sülfat	Magnesium Sulfate
Nitrendipin	Nitrendipine
Nifedipin	Nifedipine
Amlodipin	Amlodipine
Bisoprolol	Bisoprolol
Indapamid	Indapamide
Fentolamin	Phentolamine
Bileşik Rezerpin	Compound Reserpine
Bileşik Hypoensiv	Compound Hypoensive
Prazosin	Prazosin

Anti-şok ajan	**Antishock agent**
Adrenalin	Adrenaline
Noradrenalin	Noradrenaline
İzoprenalin	Isoprenaline
Metaraminol	Metaraminol
Dopamin	Dopamine
Dobutamin	Dobutamine
Bronkodilatatörler	**Bronchodilators**
Mukolitekler	*Secretolytic*
Bromheksin	Bromhexine
Ambroksol	Ambroxol
Öksürük kesiciler	*Antitussives (cough suppressants)*
Bileşik Meyan kökü / glisiriza bileşiği	Compound Liquorice/glycyrrhiza compound
Pentoksiverin	Pentoxyverine
Kodein	Codeine
Antiasmatik/astım karşı	*Antiasthmatic*

Aminofilin	Aminophylline
Teofilin	Theophylline
Salbutamol	Salbutamol
Beclometazon Dipropiyonat	Beclometasone Dipropionate
Ipratropium Bromür	Ipratropium Bromide
Sindirim sistemi üzerinde etkileme araçlar,	**Gastrointestinal medicines**
Anti-ülser ilaçlar	*Antiulcer medicines*
Bileşik Alüminyum Hidroksit	Compound Aluminium Hydroxide
Ranitidin	Ranitidine
Famotidin	Famotidine
Omeprazol	Omeprazole
Bizmut Potasyum Sitrat	Bismuth Potassium Citrate
Koloidal Bizmut Pektin	Colloidal Bismuth Pectin
Sindirici; sindirim	*Digestant; digestive*
Laktasin	Lactasin
Pankreatin	Pancreatin

Antikolinerjik ve spazmolitik	*gastroprokinetic agent Antiemetic medicines*
Belladonna	Belladonna
Anizodamin	Anisodamine
Atropin	Atropine
Domperidon	Domperidone
Metoklopramid	Metoclopramide
İshalde kullanılan ve laksatifler ilaçlar	*Laxatives and Medicines used in diarrhea*
Gliserin Enema veya Sorbitol Enema	Glycerine Enema or Sorbitol Enema
Fenolftalein	Phenolphthalein
Smektit	Smectite
Bileşik Piphenoksilat	Compound Piphenoxylate
Makrogol	Macrogol
Karaciğeri koruyucu	*Bepatoprotective*
bifendat	Bifendate
Arginin	Arginine
Probiyotikler	*Probiotics*
Lactobacillus	Lactobacillus

Canlı Bacillus Licheniformis	Live Bacillus Licheniformis
Lineks/Birleşik canlı bifidobakteriyum, Lactobacillus ve Enterococcus	Live Combined Bifidobacterrium, Lactobacillus and Enterococcus
Kolagog	*Cholagogue*
Ursodeoksikolik Asit	Ursodeoxycholic Acid
İBH ilaçlar	*IBD medicine*
Berberin	Berberine
Sülfasalazin	Sulfasalazine
Üriner Sistem İlaçları	**Urinary system medicine**
Diüretikler	*Diuretic*
Furosemid	Furosemide
Hidroklorotiyazid	Hydrochlorothiazide
Spironolakton	Spironolactone
Triamteren	Triamterene
Benign prostat hipertrofisi ilaçları	*Benign prostatic hyperplasia*
Tamsulosin	Tamsulosin

Terazosin	Terazosin
Diyaliz tedavisi	*Dialysis*
Periton diyalizi çözeltisi	PDF; peritoneal dialysis fluid
Kan sistemi ilaçları	**Medicines affecting the blood**
Anemi ilaçları	*Antianaemia medicines*
Demir sülfat	Ferrous Sulfate
Demir dekstran	Iron dextran
Demir süksinat	Ferrous Succinate
B12 vitamini	Vitamin B12
Folik asit	Folic Acid
Kobalamin	Cobamamide
Antithrombotic medicines	*Antithrombotic medicines*
Aspirin	Aspirin
Dipiridamol	Dipyridamole
Klopidogrel	Clopidogrel
Pıhtılaştırıcı	*Coagulants*
Trombin	Thrombin
Vitamin K1	Vitamin K1

Menadiol	Menadiol
Aminometilbenzoik asit	Aminomethylbenzoic Acid
Traneksamik asit	Tranexamic Acid
protamin	Protamine
Antikoagülan ve antitrombotikler	*Anticoagulant and thrombolytic drug*
Heparin	Heparin
Düşük moleküler ağırlıklı heparin	Low Molecular Heparin
Warfarin	Warfarin
Urokinase	Urokinase
Kan ve perfüzyon solüsyonları	*Plasma substitutes*
Dekstran (40, 70),	Dextran (40, 70)
HES 130 / 0.4	Hydroxyethyl Starch 130/0.4
Hemostatik	*Styptic; hemostatic; anastaltic*
feniletilamin/Etamsylate	Etamsylate
Fitonadiyon, K vitamini	Phytonadione; vitamin K
Hormonlar ve endokrin	**Hormones and**

ilaçları	antihormones
Hipotalamik hipofiz hormon ve analogları	*Pituitary hormones*
Choriongonadotropin	Chorionic Gonadotrophin
Desmopresin	Desmopressin
Glükokortikosteroidlerdir	*Glucocorticosteroids*
Hidrokortizon	Hydrocortisone
Prednizon	Prednisone
Prednizolon	Prednisolone
Deksametazon	Dexamethasone
Medrizon	Medrysone
Insülinler ve diyabet için kullanılan diğer ilaçlar	*Insulins and other medicines used for diabetes*
Ensülin	Insulin
Metformin	Metformin
Glibenklamid	Glibenclamide
Glipizid	Glipizide
Glimepirid	Glimepiride
Akarboz	Acarbose
Tiroid hormonları ve	*Thyroid hormones and antithyroid*

antitiroid ilaçlar	*medicines*
Tiroid tabletleri	Thyroid Tablets
Levotiroksin sodyum	Levothyroxine Sodium
Metimazol	Thiamazole
Propiltiourasil	Propylthiouracil
Androjenler ve anabolik hormonlar	*Androgen and anabolic hormone*
Testosteron propiyonat	Testosterone Propionate
Metiltestosterone	Methyltestosterone
Nandrolone phenylpropionate	Nandrolone Phenylpropionate
Östrojen, progesteron ve anti-progesteron	*Estrogen/progesterone/antiprogestin*
Progesteron	Progesterone
Medroksiprogesteron	Medroxyprogesterone
Dietilstilbestrol	Diethylstilbestrol
Nilestriol	Nilestriol
Kalsiyum fosfor metabolizması önleyici osteoporotik ilaçları	*Calcium phosphorus metabolism anti osteoporotic drugs*

Alfacalcidol	Alfacalcidol
Vitamin D2	Vitamin D2
Antialerjik madde	**Antiallergic agent**
Klorfenamin	Chlorphenamine
Difenhidramin	Diphenhydramine
Siproheptadin	Cyproheptadine
Prometazin	Promethazine
Loratadin	Loratadine
İmmünosupresif ilaç	**İmmunosuppressive medication**
Tripterygium glikozitler / Triptolide	Tripterygium glycosides/triptolide
Azatioprin	Azathioprine
Siklosporin	Ciclosporin
Antineoplastik ilaçlar	**Antineoplastic and immunosuppressives**
Alkilleyici ajanlar	*Alkylating agent*
Semustin	Semustine

Siklofosfamid	Cyclophosphamide
Busulfan	Busulfan
Antimetabolitler	*Antimetabolite*
Metotreksat	Methotrexate
Merkaptopürin	Mercaptopurine
Sitarabin	Cytarabine
Hidroksiüre	Hydroxycarbamide
Fluorourasil	Fluorouracil
Sitotoksik antibiyotikler	*Antitumor antibiotics*
Mitomisin	Mitomycin
Etoposid	Etoposide
Doksurubisin	Doxorubicin
Daunorubisin	Daunorubicin
Alkaloidler ve doğal ürünler	*Antimitotic Agents*
Vinkristin	Vincristine
Paklitaksel/taxol	Paclitaxel
Homoharringtonin tabanı	Homoharringtonine
Diğer antineoplastikler	*Other antimitotic agents*

Cisplatin	Cisplatin
Okzaliplatin	Oxaliplatin
Karboplatin	Carboplatin
Arsenit (arsenik trioksit)	Arsenious Acid/Arsenic Trioxide
Tegafur	Tegafur
Asparaginaz	Asparaginase
Kalsiyum folinat	Calcium Folinate
Vitamini A asit	Tretinoin, tretinoin vitamin A acid
Sitotoksik hormonlar	*Antitumour hormones*
Tamoksifen	Tamoxifen
Diğer tüm terapötikler	*Cytotoxic and adjuvant medicines*
Mesna	Mesna
Ondansetron	Ondansetron
Su, elektrolit ve asit-baz ilaç düzenlenmesi	**Water-electrolyte balance solutions**
Su ve elektrolit çözeli	*Oral rehydration*
Oral rehidratasyon tuzu	Oral Rehydration Salts

Sodyum klorür	Sodium Chloride
Glikoz ve sodyum klorür	Glucose and Sodium Chloride
Bileşim sodyum klorür	Compound Sodium Chloride
Potasyum klorür	Potassium Chloride
Metabolik asidoz düzenleyen ilaçlar	*Correction of metabolic acidosis*
Sodyum laktat Ringer	Sodium Lactate Ringer's
Sodyum bikarbonat	Sodium Bicarbonate
Glikoz	Glucose
Detoksifikasyon ilaçlar	**Antidote; detoxification medicine**
Siyanür zehirlemesi panzehir	*Cyanide poisoning*
Sodyum tiyosülfat	Sodium Thiosulfate
Organofosfat zehirlenmesi panzehir	*Poisoning by organophosphates*
Pralidoxime klorür	Pralidoxime Chloride
Pralidoxime iyodür	Pralidoxime Iodide
Nitrit zehirlenmesi panzehir	*Nitrite poisoning antidote*

Metilen mavisi	Methylthioninium Chloride
Opioid zehirlenmesi panzehir	*Opioid antagonist*
Nalokson	Naloxone
Fare zehiri panzehir	*Rat poison antidot*
Asetamid	Acetamide, acetamine, ethanamide
Flumazenil	Flumazenil
Biyolojik Ürünler	*Biologic product*
Tetanoz antitoksin	Tetanus Antitoxin
Anti-kuduz serumu	Rabies Antiserum, antirabies serum
Yılan venom antiserum	Snake Antivenin
Aktif karbon	Activated carbon
Teşhis ajanları	**Diagnostic agents**
Kontrast madde	Contrast agent
Maglumin diatrizoat	Maglumine Diatrizoate
Baryum sülfat	Barium Sulfate
İyotlu yağ	Iodinated Oil

Lyoheksol	Iohexol
Tüberkülin PPD	PPD/Purified Protein Derivative of Tuberculin
Dermatoloji ilaçları	**Dermatological**
Anti-enfeksiyon ilaçları	*Anti-infective medicines*
Eritromisin	Erythromycin
Asiklovir	Aciclovir
Gümüş sulfadiazine	Sulfadiazine Silver
Mikonazol	Miconazole
Keratolitik ilaçlar	*ectylotic/Medicines affecting skin differentiation and proliferation*
üre	Urea
İhtiyol	Ichthammol
Salisilik asit	Salicylic Acid
Glukokortikoidlar	*Glucocorticoid*
Hidrokortizon	Hydrocortisone
Flusinolon	Fluocinonide
Diğer	*Other*
Kalamin	Calamine

A vitamini asit	Tretinoin, Vitamin A acid
Etakridin	Ethacridine
Oftalmik ilaç	**Ophthalmic medication**
Anti-iltihap ilaçları	*Anti-infective agents*
Chloromycetin	Chloramphenicol
Levofloksasin	Levofloxacin
Eritromisin	Erythromycin
Asiklovir	Aciclovir
Rifampicin	Rifampicin
Glokom ilaçları	*Miotics and antiglaucoma medicines*
Pilokarpin	Pilocarpine
Timolol	Timolol
Asetazolamid	Acetazolamide
Midriyatik	*Mydriatics*
Atropin	Atropine
Kortizon	Cortisone
KBB tıp ilaçları	**ENT medication**

Efedrin	Ephedrine
Ofloksasin	Ofloxacin
Difenidol	Difenidol
Balık yağı sodyum	Sodium Morrhuate

Jinekoloji ilaçlar/oksitosik	**Oxytocics and antioxytocics**
Abortif ilaçlar	*Oxytocics and abortifacients*
Oksitosin	Oxytocin
Ergometrin	Ergometrine
Posterior hipofiz enjeksiyonu	Posterior Pituitary Injection
Mifepriston	Mifepristone
Misoprostol	Misoprostol
Ethacridine	Ethacridine
Mikonazol	Miconazole
Metronidazol	Metronidazole
Klotrimazol	Clotrimazole
Tokoliz ilaçlar	*Antioxytocics (tocolytics)*
Nifedipin	Nifedipine

Doğum kontrol ilacı	**Family planning medication**
Doğum kontrol hapları	Contraceptives